# フローチャート こども漢方薬

**びっくり・おいしい飲ませ方**

著 | **坂﨑弘美** | **新見正則**
さかざきこどもクリニック 院長 | 帝京大学 医学部 外科 准教授

漢方薬が
おいしいって
ホント!?

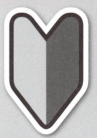

株式会社 新興医学出版社

Flow Chart for Prescription of Kampo
Medicine for Pediatrics
Plus Delicious Recipes of Kampo
for Kids

© First edition, 2017 published by
SHINKOH IGAKU SHUPPAN CO. LTD., TOKYO.
Printed & bound in Japan

# 推薦の言葉

　本書では，新見正則先生のフローチャート漢方薬治療のこども特別編として，小児科専門医の坂﨑弘美先生との共著が実現しました．坂﨑先生の小児科専門医ならではの楽しいアイディアとおいしい工夫がいっぱい詰まっています．巻頭のクッキングレシピは，実際に食べてみるとびっくりするおいしさです．そのほかに，どんな漢方薬にどんな食材が合うか，いろいろと研究されており，読んでいても楽しい小児科の雰囲気が伝わってきます．

　こどもに漢方薬を処方するとき，最大の障壁になるのが漢方薬の味です．新見先生が述べているように，「漢方薬は少々おいしくないけれども，治るためだから飲んでね！　と話せば，だいたいのこどもは飲んでくれる．本当に困ったら，飲みにくい漢方薬でも飲む気になる」というのが，昔から漢方専門医の考え方でした．ですからこどもへの効果的な漢方薬の飲ませ方に言及した本は，ほとんどないといっても良いでしょう．私も，質問に対し，そのように答えてきました．しかし，現在では漢方薬が普及して広く処方されるようになりました．小児科を専門とする先生のところで，飲みにくい漢方薬を処方していると，クリニックのメンツや評判にかかわる時代です．飲ませ方の工夫が必要となってきました．

　坂﨑先生は，故広瀬滋之先生の指導を受けて漢方の道に入られました．広瀬先生は漢方の名門，京都の細野診療所出身の著名な漢方専門医でした．色々と治療の工夫

を創案され，私もご依頼を受け先生の会で講演したことがあります．この広瀬先生から「とにかく処方することが大事．先生が処方したらきっと効くよ」との言葉を頂いた坂﨑先生は漢方の処方件数が増えてきました．実際，その領域の専門医が処方すれば漢方は生きてきますし，より的確な効果が期待できます．そして坂﨑先生は「苦くて飲みにくい漢方薬をこども達に何とかして飲んでもらいたい」との思いから，今日まで服薬指導を色々工夫し，それを今回大公開されました．先生は「こどもへの服薬指導を熱心にするとこどもの服薬率もあがり漢方ファンが増え，ますます漢方薬が大好きになった」そうです．漢方薬を知ってから，診療の幅が広がり，毎日の診療がとても楽しいとも述べています．素晴らしいですね．

　新見先生からは，漢方専門医の立場でこどもに処方する秘訣が伝授されています．漢方専門の医師のところに来られる患者さんと，小児科に来られる患者さんでは，すこし趣が変わり対応もちがっているところが興味深いです．

　これまでの新見先生のシリーズの最新刊として，臨床に役立つ素晴らしい本です．ぜひ多くの先生方にお読みいただければ幸いです．

2017 年

社団法人日本東洋医学会元会長名誉会員<br>松田邦夫

# 序　文

　2011年4月に「フローチャート漢方薬治療」が登場してから，たくさんの方に読んで頂いています．そして気軽に漢方を使えるようになって，実際に患者さんに処方してみて，漢方の有効性に気が付き，今では日常臨床で不可欠な道具になったというお話をたくさん耳にします．この本はフローチャート漢方薬のこども特別編です．漢方が大好きな小児科医の坂﨑先生と僕の実体験が凝縮されています．そしてこどもに漢方を如何においしく飲んでもらうかのヒントが満載されています．

　「フローチャート漢方薬治療」が登場したときには，「病名投与などということは漢方の本来の姿から外れて，本質を見失い，また漢方を冒涜するものだ」といった意見を公然と，または陰口として耳にしました．ある意味そのようなご意見が出るのはもっともなことですが，漢方が現代西洋医学の一部として普及するため，保険適用から外されないため，そしてなにより現代西洋医学だけでは困っている患者さんのお役に立つためには，この立ち位置は実は不可欠なものと思っています．

　漢方薬は生薬の足し算の叡智と思っています．現在保険適用されている生薬だけでも241種類ありますし，保険適用外の生薬も多数存在します．そして，それらを足し合わせていけば無限の処方が生じます．そんななかから適切な処方を選び出したり，また生薬から自分なりの理論で漢方薬を創り出すには特別な知識が必要でしょう．しかし，保険適用エキス剤は148種類しかないので

す．そして漢方処方の基本は一剤です．歴史的に相性が良い漢方薬を併用することはありますが，多剤を使うことはごくまれです．そして飲み方も基本的に食前が建前です．そうであれば，最大148種類のエキス剤から患者さんに適切なものを選び出せばいいのです．病名や症状から効果がある漢方薬を頻度順に並べることはだれもが頭の中で自然と行っていることなのです．それをただ書籍にしたものが，画期的と言われた「フローチャート漢方薬治療」でした．そしてその後，同じような病名投与による書籍はたくさん出版されています．

「フローチャート漢方薬治療」では，腹診も脈診も不要で，古典も最初は読まなくてもよいというスタンスです．もちろん過去の歴史に基づいた経験知は有益な情報をたくさん与えてくれます．しかし，「それらがなくても目の前にいる現代医学だけでは困っている患者さんに漢方を処方して構いませんよ」という立ち位置が大切なのです．まず処方してみましょう．そしてその経験をもとにさらなる勉強を始めればいいのです．

僕に漢方を教えて下さる松田邦夫先生の師匠は大塚敬節先生です．その大塚敬節先生も，胃潰瘍や十二指腸潰瘍，そして慢性胃炎には，それらの病名から患者さんに柴胡桂枝湯❿＋茴香・延胡索を処方したそうです．柴胡剤にはいろいろな種類があり，体格によって使い分けることが漢方的対応ですが，それを考慮せず柴胡桂枝湯❿＋茴香・延胡索を処方しました．ある意味，フローチャート漢方薬治療を大塚先生も行っていたように僕には思えます．

是非，このフローチャート漢方薬のこども特別編を入門書として，たくさんの困っているお子さんに保険適用漢方エキス剤を処方して下さい．漢方の上達に何より大切なものは自分の経験です．誰よりも大切な師匠は患者さんです．治った患者さん，また治りにくかった患者さんの経験が漢方薬の打率を上げていくのです．この本はそのための入門書とご理解下さい．

　保険適用漢方エキス剤で治らない時は，漢方煎じ薬に挑戦してみませんか．それらを使いこなすには，益々の勉強が必要です．保険適用漢方エキス剤は喩えれば高級インスタントコーヒーですが，そのレパートリーは148しかないのです．この中から患者に合っていると思うものを選択するための知恵のひとつが，「フローチャート漢方薬治療」です．生薬を組み立てて漢方薬を創り上げることは，いろいろなコーヒー豆をブレンドして作り上げる自家製ドリップコーヒーに似ています．そのためには，豆の目利き，組合せの妙，過去の経験などがすべて必要になります．そしてそれぞれの患者さんに最良の漢方薬を創り上げるのです．これは148種類から最適なものを選ぶのとは全く違う楽しみがあります．漢方に益々の興味を抱く先生方は，そんなドリップコーヒーの世界にも挑戦して下さい．そのためにも，まずは高級インスタントコーヒーの実践が基礎的知識として必須なのです．

　　2017年　　　　　　　　　　　　　　　　　　新見正則

# 本書の使い方

　気軽にどこからでも読んでください．順番の制約などはありません．西洋医学的治療に行き詰って何か困ったときに，漢方薬が有効なことがよくあります．こどもは基本的には元気なので，大人と違って，あまり考えずに処方することができます．漢方薬というと，すぐに証とか難しい用語がでてきて，それだけで嫌になってしまう先生方も多く，私も実際そうでした．ですから，本書はできるだけ漢方用語は使っていません．症状や病名から気軽に漢方薬を処方してみて下さい．もし，有効性を実感すれば，きっとなぜ効いたのか知りたくなります．その時はさらに詳しく勉強して下さい．また，苦い漢方薬をお子さんに飲ませる工夫も参考にしてみて下さい．本書が漢方の魅力にはまるきっかけになれば嬉しいです．

※本書で記載されているエキス製剤の番号は株式会社ツムラの製品番号に準じています．番号や用法・用量は，販売会社により異なる場合がございますので，必ずご確認ください．
※本書は基本的に保険適用の漢方薬を記載しています．
※本書は使いやすさを最優先とし，一般的に使用されている商品名で記載いたしました．

# 目次

推薦の言葉 ………………………………… 3
序文 ………………………………………… 5
本書の使い方 ……………………………… 9

## 1. おいしい漢方簡単レシピ …………… 15
電子レンジで3分！簡単サクサク漢方クッキー …… 16
ふわふわ，もちもち　漢方パンケーキ …………… 18
大人気のおかずにも！　漢方ハンバーグ ………… 19
おいしい漢方の工夫 ……………………………… 20
五苓散❶坐薬の作り方 …………………………… 22

## 2. こどもを上手に診るために …………… 25
こどもへの処方の基本 …………………………… 26
漢方薬が飲めるようになるヒント ……………… 28
甘い漢方、苦い漢方 ……………………………… 31
漢方薬を上手に飲ませる方法 …………………… 32
漢方薬と混ぜる食材 ……………………………… 35
処方箋の書き方 …………………………………… 40
基本の単シロップ割り …………………………… 42
漢方薬を飲めるようになる突破口として ……… 44
こどもを診る秘訣　他科の先生方へ
―小児科医からのメッセージ …………………… 45

## 3. フローチャートこども漢方薬 ………… 49

### ●感染症 ……………………………………… 50
風邪の急性期 ……………………………………… 50

| 風邪の亜急性期 | 52 |
|---|---|
| 長引く風邪 | 54 |
| 鼻水 | 56 |
| 鼻閉 | 58 |
| 咳 | 60 |
| こじれた咳 | 62 |
| 扁桃炎 | 64 |
| 感冒性嘔吐症 | 66 |
| インフルエンザ | 68 |
| 手足口病・ヘルパンギーナ | 70 |
| 反復性感染症 | 72 |
| 受験生の風邪予防 | 74 |

## ●虚弱児　76
虚弱児　76

## ●呼吸器疾患　78
気管支喘息の寛解期　78
気管支喘息の発作時　80

## ●皮膚科疾患　82
アトピー性皮膚炎の体質改善　82
アトピー性皮膚炎の症状　84
皮膚科疾患①　86
皮膚科疾患②　88

## ●耳鼻科疾患　90
副鼻腔炎　90
花粉症　92

|   |   |
|---|---|
| 鼻出血 | 94 |

## ●消化器疾患 ………………………………… 96
長引く下痢 ………………………………… 96
おなかが痛い ……………………………… 98
便秘① ……………………………………… 100
便秘② ……………………………………… 102

## ●小児外科疾患 ……………………………… 104
肛門周囲膿瘍 ……………………………… 104

## ●精神神経疾患 ……………………………… 106
夜泣き ……………………………………… 106
チック ……………………………………… 108
発達障害 …………………………………… 110
頭痛 ………………………………………… 112

## ●泌尿器科疾患 ……………………………… 114
夜尿症 ……………………………………… 114
心因性頻尿 ………………………………… 116

## ●整形外科疾患 ……………………………… 118
整形外科疾患 ……………………………… 118
成長痛 ……………………………………… 120

## ●思春期疾患 ………………………………… 122
起立性調節障害 …………………………… 122
思春期の生理痛 …………………………… 124

- ●その他 …………………………………………………… 126
  - 熱中症など …………………………………………… 126
  - 乗り物関係 …………………………………………… 128
  - こどもの旅行セット ………………………………… 130
  - 処方が思いつかない ………………………………… 132

## 4. 小児科を専門としない医師のために …………… 135
- 小児科を専門としない医師のための3大処方 …… 136
- こどもを診る秘訣―新見正則からのメッセージ …… 138

## 5. 付録 …………………………………………………… 143
- 小児科頻用漢方薬の味見表 ………………………… 144
- 食物アレルギー ……………………………………… 148

- 漢方との出会い――あとがきにかえて …………… 150
- INDEX ………………………………………………… 153
- 参考文献 ……………………………………………… 156

# 1
# おいしい漢方簡単レシピ

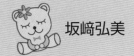 坂﨑弘美

# 電子レンジで3分！
# 簡単サクサク漢方クッキー

## 材料

- 漢方薬　12包
- 市販のクッキーミックス1袋（200g）
- チンするレシピ・クッキーマジック
- バター 40g
- 卵1個

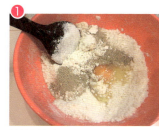

材料を混ぜる

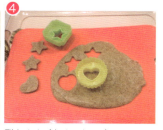

2分間混ぜるとこんな感じ

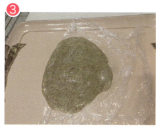

生地をラップに挟みのばす

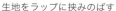

型をぬく（丸めてもOK）

クッキーマジックに並べて専用のふたをする

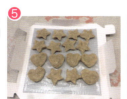
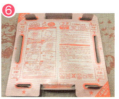

レンジで3分（500W）

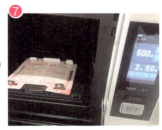

完成！4個で1包

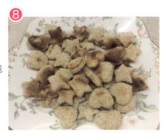

### クッキーにおすすめの漢方薬

柴胡桂枝湯（さいこけいしとう）❿，補中益気湯（ほちゅうえっきとう）㊶，抑肝散（よくかんさん）㊽，
甘麦大棗湯（かんばくたいそうとう）㊼，小建中湯（しょうけんちゅうとう）㊾

★チンするレシピ・クッキーマジック®（クレハ）は電子レンジだけでとても簡単にできます．（オーブンの場合は 170℃で 15 分）

# ふわふわ，もちもち 漢方パンケーキ

### 材料

- 漢方薬　6包
- 市販のパンケーキミックス1袋（150 g）
- 水 180 mL

たったこれだけ

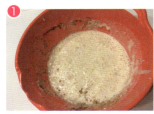

❶ よく混ぜる

❷ フライパンで焼く

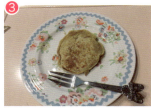

❸ 即できあがり

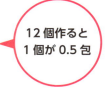

12個作ると1個が0.5包

### パンケーキにおすすめの漢方薬

柴胡桂枝湯⑩，甘麦大棗湯㊷，小建中湯㊙

★ホットケーキミックスよりパンケーキミックスを使うと，よりもちもちした食感になります．

# 大人気のおかずにも！
# 漢方ハンバーグ

## 材料

- 漢方薬　6包
- 挽肉 300 g
- タマネギ，卵，パン粉，塩，こしょう

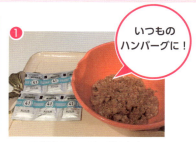

いつものハンバーグに！

❶ ご家庭のハンバーグのタネ

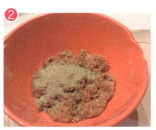

❷ 漢方を加えよく混ぜる

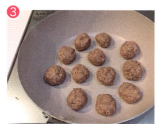

❸ 12等分に分け、しっかり焼く

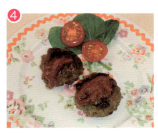

❹ 完成！

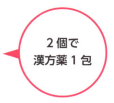

2個で漢方薬1包

### ハンバーグによく合う漢方薬

柴胡桂枝湯⑩，補中益気湯㊹，抑肝散㊼

★挽肉 50 g ごとに漢方 1 包

# おいしい漢方の工夫

## チョコクリーム漢方サンド

**材料** 市販のチョコクリーム

**食べ方** スプーンの上でチョコクリームで漢方をはさんでそのままパクッと食べます。

## とろみ剤(つるりんこ)

**材料** 漢方薬 1包
つるりんこ 1袋
ココア、カルピス

**食べ方** 漢方薬をつるりんことお好きな飲み物で混ぜてマスクします。

## 単シロップ

**材料** 漢方薬 1包
単シロップ 10〜15 mL
お湯 100 mL

**食べ方** 漢方薬をお湯で溶かして単シロップで甘みを調整します。
冷蔵庫で冷やすとさらにおいしくなります。
1日分つくりおきが可能です。
カルピスを少量追加すると大人気のマミー味になります。

### 単シロップ団子

**材料** 漢方薬　0.5 包
単シロップ　少々

**食べ方** 漢方薬を単シロップで練って丸めてパクッと飲みます。

### 小青竜湯団子

**材料** 小青竜湯❶❾　1 包
チョコレート
水　少々

**食べ方** 漢方薬に水を少量加えて団子状にしておき、湯煎で溶かしたチョコレートをかければ、チョコ団子のできあがりです。
エキス剤の粉を袋の上から固いものでこすって粉砕すると、細粒が細かくなりなめらかな仕上がりになります。

### 五苓散氷

**材料** 五苓散❶❼　1 包
単シロップスプーン　1 杯
お湯　100 mL

**食べ方** 五苓散 1 包をお湯 100 mL で溶かし、単シロップをスプーン 1 杯加えてさまします。冷凍して 2〜3 時間で完成です。

# 五苓散⑰坐薬の作り方

### 準備

- 五苓散⑰エキス 2.5 g 製剤 24 包（60 g）
- 坐薬の基剤となるホスコ H-15 60 g
- 湯煎にはポットや電子ケトルのお湯があれば便利

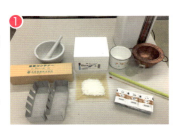

### 細かくすりつぶす

- なるべく均等に分散させるため、細かくすりつぶす

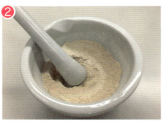

### 湯煎でホスコ H-15 を溶かす（または電子レンジ 500W 1 分）

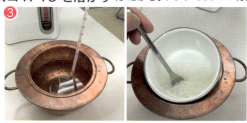

### 溶けたホスコにすりつぶした漢方薬を投入

- ダマにならないよう、少しずつ加えていく

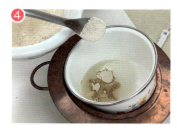

## 五苓散❶ 1gを含む坐薬を60個作る場合

### 座薬コンテナーに上記の混ぜたものを流し入れる

- コンテナースタンド空き箱で自作
- ビーカーに移す時、温度が低下するとビーカー内で固くなってくるので複数回に分けてコンテナーに流し入れる
- 湯煎温度も徐々に低下するので随時ポットのお湯を加え、凝固を防ぐ
- 湯煎中のホスコにお湯が混じると仕上がりの坐剤がもろくなる可能性があるので気を付ける

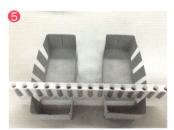
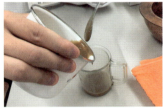
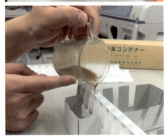

### 室温で自然冷却する

- ひび割れるので冷蔵庫での冷却は不可
- 表面が固まってきたらセロテープでフタをする
- 冷蔵庫保存で3ヵ月以内に使用する

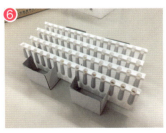

# 2

# こどもを
# 上手に診るために

坂﨑弘美

# こどもへの処方の基本

### ❶ こどもの漢方薬の量はどれぐらい？

成人1日量7.5gでは0.15〜0.2g/kg/日

成人を1とすると，7歳で2分の1，3歳で3分の1，1歳で4分の1ぐらいです．

しかし，小児への投与量は厳密なものでなく，実は大雑把なのです．1歳でも7歳でも1包分2で処方することもあります．また，最初から量が多いと嫌がることもありますので，お母さんには「はじめから全量飲まなくても，効くこともあるので，少しずつから飲んでね」とお話しします．

### ❷ どのぐらい，いつまで飲むの？

急性疾患の場合は，症状があるときだけ飲んでもらって，軽快すればそれで中止します．慢性疾患の場合は，まず2週間飲んでもらいます．それで，何か少しでもいいことがあれば続行します．あとは，お子さんやお母さんと十分に相談していつまで続けるか決めればよいかと思います．本人が飲みたがっていれば，まだ続行が必要で，本人が飲まなくなった時が辞め時だと説明しています．

### ❸ いつ飲むの？

一般に漢方薬は食前といわれますが，食後でもいつでもかまいません．

基本的には1日2〜3回ですが，急性熱性疾患の場合は

2〜3時間おきに内服する場合もあり，まず1日量を1日かけてゆっくり飲んでもよいですし，症状のあるときだけ頓服で飲む場合もあります．

　最初は，量や飲み方，飲む時間なども，お子さんが一番飲みやすいように工夫してもらうことが大切です．

### ❹ 副作用について

　一般的に小児では，漢方薬の副作用は少ないですが，麻黄（まおう）や甘草（かんぞう）などが含まれるエキス剤の過剰投与や重複投与には注意が必要です．小児で最も多い副作用報告は柴苓湯（さいれいとう）❶❹による膀胱炎と言われています．また，乳糖はほとんどのメーカーのエキス剤に含まれるため，乳アレルギーで乳糖にも反応する場合や乳糖不耐症には注意が必要です（東洋薬行の漢方薬だけが，賦形剤がトウモロコシ澱粉だけで乳糖を含みません）．

### ❺ アレルギーについて

　漢方薬を服用してアレルギーを起こすことはまれで，小児ではまとまった報告はありません．医師が知っておいたほうがよいと思われる生薬については本書の巻末付録をご参照ください．

# 漢方薬が飲めるようになるヒント

　小児の漢方治療は，ひとえに飲めるかどうかにかかっています．どんなに良い薬でも飲めないことにはどうしようもありません．中には，漢方薬を普通にそのまま飲めたり，西洋薬の味が嫌だけど漢方なら飲むというびっくりするようなお子さんもいます．しかし，一般的に漢方薬は苦くてお子さんには飲ませにくいという意見が大多数です．確かに最初はそのままではなかなか飲んでくれませんが，私たち医療者側のちょっとした努力と服薬指導で飲めるお子さんも多いのです．

　ではどうしたら漢方薬を飲めるようになるのでしょうか？

　漢方薬の服薬に影響する因子は，①味，②やる気，③服薬指導者，④年齢の4つがあります．

## ❶ 漢方薬の味

　漢方は苦い，独特の匂いがある，顆粒が大きい，量が多いの4重苦で，これをいかに克服するかが大切です．ただ，この味や匂いが大好きなお子さんもいます．また，同じ漢方薬でも種類によって，味が違って飲みやすいものから飲みにくいものまでさまざまです．私たちもそれぞれどんな味がするのか知っておくことも必要かと思いますので，是非飲んでみて下さいね．

## ❷ 本人と保護者のやる気

　漢方薬を希望して来院される方は保護者の方に熱意が

あるので，たいてい飲むことができます．しかし，そうでない場合，漢方薬というと,「そんなもの効くの？」とか「うちの子，絶対飲めません」と先入観が強い方がいます．そんな場合，必ず，なぜ飲む必要があるのか，どんな風に効果があるのかなどを詳しく説明して理解してもらうことがとても重要です．そして必ず，飲ませ方についてもお話して，また場合によっては，実際に試しに飲んでもらいます．

### ❸ 服薬指導者の熱意と努力

3歳以上のお子さんには,「きっと飲めるわ．○○ちゃんはかしこいから絶対飲めるよ．これを飲んだらスーパーマンになれるよ」なんて，お話します．次に来院されたときに飲めていたらスタッフ全員で「すごーい，飲めたのね．○○ちゃん，えらーい」と褒めてあげます．そして，必ず「お母さんが一生懸命飲ませてくれたから飲めたのよ」と保護者の方も褒めましょう．

### ❹ 年齢によっても味覚が異なる

実は新生児期から味覚があるそうですが，生後6ヵ月ぐらいまでは，特に何も考えず飲んでくれますし，無理矢理飲ませてもあまり覚えていません．一般的には，1歳未満が比較的飲ませやすくてこの時期から漢方薬に慣れ親しんでいると，その後，飲ませやすくなります．逆に漢方薬の味に慣れてくると，甘すぎる西洋薬を嫌がるお子さんもいます．

最も苦労するのは自我が目覚めてくる幼児期で，この

時期に飲んでもらうために色々な工夫が必要になってきます.

学童期になると,お薬の必要性を本人に理解してもらうと飲んでくれることが多く,また錠剤を飲めるお子さんも増えてきます(表1).

表1 年齢別にみた小児の服薬態度

| 乳児期(0〜1歳) | 比較的飲ませやすい |
|---|---|
| 幼児期(2〜5歳) | 薬に敏感で,しばしば服薬拒否 |
| 学童期(6歳以降) | 服薬の必要性を理解すれば比較的飲ませやすい. |

広瀬滋之:小児科領域と漢方医学(TSUMURA Medical Today)より

 ママにも漢方

家事や育児に休みはありません.仕事をしている方も多く,様々なストレスで,お子さんの診察の時にご自分の体調の悪さをよく相談されます.お母さんの元気がないとお子さんも元気になりません.そんな時は,漢方薬が役に立ちます.お母さんのお話しを聞くと,お子さんの取り巻く環境も理解でき,治療の際にも役立ちます.また,妊娠中や授乳中の場合に,漢方薬を希望されて来院される方もいます.漢方薬はお母さんとの最高のコミュニケーションツールです.

# 甘い漢方,苦い漢方

 ファースト漢方は,とっても大切です.漢方薬を全く初めて飲むお子さんに苦いものから処方してしまうと,漢方薬そのものを嫌ってしまい,保護者の方もこの子に漢方薬は無理と諦めてしまいます.比較的飲みやすい小建中湯❾❾,甘麦大棗湯❼❷などから処方して,その際,飲ませ方もしっかり指導して,漢方薬に慣れ親しんでもらいましょう(表2).

表2 飲みやすい漢方薬と,飲みにくい漢方薬

| | |
|---|---|
| 比較的飲みやすい | 小建中湯❾❾　黄耆建中湯❾❽　甘麦大棗湯❼❷<br>麦門冬湯㉙　桔梗湯⓭❽　芍薬甘草湯❻❽ |
| 飲みにくい | 半夏瀉心湯⑭　小青竜湯⑲　消風散㉒<br>当帰四逆加呉茱萸生姜湯㊳<br>辛夷清肺湯⓴❹　清肺湯⑳　排膿散及湯⓵㉔ |
| 大変飲みにくい | 黄連解毒湯⑮　荊芥連翹湯㊿　温清飲㊼<br>柴胡清肝湯⓼⓪ |

# 漢方薬を上手に飲ませる方法

### ❶ ペースト状（乳児にお勧め）

漢方薬にごく少量の水やぬるま湯を加えペースト状にして，指に乗せ，頬の内側に塗りつけて，味わう前にすぐに母乳・ミルク・水分などを飲ませます．

### ❷ そのまま飲む

・粉を口に入れてから，水分で飲みます．このときお水でもいいですが，好きなジュースにすると苦い後味が広がりにくくなります．
・水分を口に含んでから，粉を飲み込みます．漢方薬の味が広がりにくいですが，この方法ができるのは小学生以上のお子さんです．しかし，5歳ぐらいでも，この飲み方ができるお子さんもいます．ちなみに，水なしで漢方薬をがりがりと噛んで飲む強者のお子さんもいます．

### ❸ お湯に溶かす（漢方薬本来の飲み方）

20〜30 mL のお湯に入れてかき混ぜ，5〜10分おくとたいてい溶けます．そのあと，水やお湯を加えて適量にして匂いを感じて味わって飲みます．漢方薬には香りによる効果もあるそうです．

### ❹ 剤形を変更

漢方薬には錠剤もあります．成人では1回量が6錠（1日量18錠）ですが，7歳ぐらいだと3錠となり服用し

やすくなります．また5歳ぐらいでも平気で錠剤を飲めるお子さんもいます．ただ，錠剤がすこし大きいので，これも実際外来で飲めるかどうか試してから処方するようがよいでしょう．

### 表3　メーカー別の錠剤（1日量）

**クラシエ薬品工業株式会社**

| | |
|---|---|
| 加味帰脾湯　防風通聖散 | 27錠 |
| 葛根湯　葛根湯加川芎辛夷　十味敗毒湯<br>八味地黄丸料　大柴胡湯　小柴胡湯　柴胡桂枝湯<br>柴胡加竜骨牡蛎湯　半夏瀉心湯　黄連解毒湯<br>五苓散料　桂枝加苓朮附湯　小青竜湯<br>防已黄耆湯　桂枝茯苓丸料　薏苡仁湯<br>桂枝加芍薬湯　桃核承気湯　四物湯 | 18錠 |
| 半夏厚朴湯　白虎加人参湯 | 12錠 |

**大杉製薬株式会社**

| | |
|---|---|
| 八味地黄丸料　大柴胡湯　小柴胡湯　小青竜湯<br>当帰芍薬散料　四君子湯 | 18錠 |
| 葛根湯　黄連解毒湯 | 15錠 |
| 半夏厚朴湯 | 12錠 |
| 五虎湯　安中散料 | 9錠 |
| 大黄甘草湯 | 6錠 |

**小太郎漢方製薬株式会社**

| | |
|---|---|
| ヨクイニンエキス錠 | 18錠 |
| 安中散　黄連解毒湯　麻黄附子細辛湯　茵蔯蒿湯 | 6 cap |
| 三黄瀉心湯 | 3 cap |

**康和薬通有限会社（ジュンコウ）**

| | |
|---|---|
| 補中益気湯 | 18錠 |

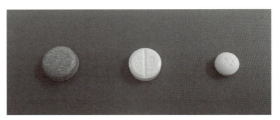

　　　小青竜湯　　　コカール　　　クラリス
図1　西洋薬錠剤との大きさの比較

### ❺ 味の調整

　他の飲み物・食べ物と混ぜて，漢方独特の味をマスクします．

# 漢方薬と混ぜる食材

## ❶ メープルシロップ，はちみつ，練乳

粘性があって，とても甘いので漢方の味をマスクできます．はちみつは1歳以上ですが，咳にはちみつがよいといわれていますので，例えば咳に有効な漢方である「五虎湯❾⑤や麦門冬湯㉙と混ぜて飲んでみてね」とお話しています．

## ❷ マルツエキス

乳児の便秘のお薬です．主成分は麦芽糖で，黒糖味です．1歳のお子さんでも1回1包ぐらい飲めるので，下痢をしていなければ，ちょっとしたフレーバーとして活用できます．便秘という病名が必要ですが，処方箋で処方できるのも便利です．麦芽糖は建中湯類に含まれる膠飴と同じ成分ですので，小建中湯❾⑨ととても相性が良いですが，甘すぎて嫌がるお子さんもいます．

## ❸ アイスクリーム
（バニラ・チョコ・クッキークリームなど）

アイスは冷たさと甘さで，漢方の苦味をマスクします．また，お値段は高いですが，同じアイスでも濃厚なハーゲンダッツの方がお勧めです．ただし，漢方薬は後味が難点ですので，方法はアイスひとさじずつ，漢方入りアイス，アイス，漢方入りアイスと分けると飲んでくれることが多いです．また，アイスの中でもクッキークリームが，一番漢方薬と相性がよいようです．他にも，

かき氷，とくに白クマくんのじゃりじゃりした食感は漢方のザラザラ感をマスクして飲みやすくなります．

### ❹ ヨーグルト

　酸味のあるヨーグルトは苦味の強いものと混ぜるとより苦くなります．私たち大人が試食をしたときは，あまりおいしく感じませんでしたが，ヨーグルトで飲んでいるお子さんもたくさんいます．大人とこどもの味覚はすこし違うようです．生後6ヵ月からのベビーダノン，1歳からのプチダノンは，ムース状で味が濃厚なので，普通のヨーグルトより飲みやすくなります．巻末の漢方味見表でも，ダノンシリーズのほうが評価がアップしています．普通のヨーグルトより値段が若干高いのが難点です．また，応用編として漢方ヨーグルトにバナナを混ぜて飲んでいるお子さんもいました．

### ❺ ココア

　ココアが好きなら最強の漢方マスク・アイテムです．苦い半夏瀉心湯⓮や辛夷清肺湯⓱でも比較的飲みやすくなります．ココアの中の油性成分のカカオバターが味蕾を覆ってバリアとして働き苦味の感覚をブロックします．また，製造メーカーによると，1歳を過ぎて離乳が進んでいる赤ちゃんでしたら，飲み物としてココアを与えてもよいそうです．ただし，市販の牛乳や湯を注ぐだけで飲めるココアはココアパウダーに糖類，乳製品，麦芽，ナッツなどを加えて飲みやすくしたものなので，アレルギーがある場合は注意が必要です．

## ❻ ミロ

　ミロはエキス剤の顆粒とよく混ざり合います．顆粒同士を混ぜて，そのまま食べることができます．ただし，これもココアと同様，脱脂粉乳が加えられているので乳アレルギーのお子さんには使用できません．

## ❼ ジュース（りんご・ぶどう・カルピスなど）

　ジュースなどの液体に溶かす場合は，1回量を少量のお湯で練って，5分ほど放置すると溶けてくるので，それからジュースを混ぜると溶かしやすくなります．

　シナモンとリンゴは相性が良いので，りんごジュースと桂皮（けいひ）を含む方剤（小建中湯（しょうけんちゅうとう）❾❾，麻黄湯（まおうとう）㉗など）が飲みやすくなります．ぶどうも甘みが強くて，また漢方の茶色が隠れます．お子さんは結構カルピスが好きですが，漢方と混ぜると茶色いカルピスになります．オレンジジュースは漢方との相性が悪いので，避けたほうがよいです．

## ❽ ジャム（りんご・いちご・ブルーベリー）・ピーナッツクリーム・チョコクリーム

　スプーンの上で漢方薬をジャムなどの間にはさみこんでパクッと食べます．

## ❾ 様々な食材と混ぜる

　甘いものが苦手なお子さんには食べ物と混ぜることができます．

　カレー，のりの佃煮，お味噌汁，マヨネーズ，たこ焼

きソースなど何でも混ぜることができます．例えば，味噌汁に小建中湯㊟を混ぜるとコクがでてとてもおいしい味噌汁になります．打撲のときによく効く治打撲一方㊙にはカレーに使われるスパイスが入っているためカレーと相性がよいです．コーンスープに，補中益気湯㊶や抑肝散㊴を混ぜるとコンソメスープの味になり飲みやすかったです．小青竜湯⑲の酸っぱい苦さはマヨネーズの酸味がマスクしてくれます．見た目は粒マスタードのようになります．

### ❿ 漢方料理

漢方薬を生地に混ぜ混んでクッキーやパンケーキ，ハンバーグなどを作ることができます．

### ⓫ 服薬ゼリー

薬の量が多いとゼリーでサンドしきれなかったり，ゼリーの味が弱いので，苦い味に負けてしまいます．メーカーや種類によっても変わりますが，値段も1日3回3日分で，だいたい300円ぐらいかかります．

### ⓬ オブラート

いちご風味やぶどう風味のオブラートもあります．

### ⓭ とろみ剤（つるりんこ）

介護用に開発されたもので，液体にとろみをつけてくれます．好きな飲み物に混ぜて調節できるのでとても使いやすくて，飲み物をココアにするとほとんどの漢方は

おいしくなりました．ココア100 mLにつるりんこ1包，漢方薬を入れかきまぜるだけです．漢方のつぶつぶもみえなくなりました．お味もチョコムースの味です．カルピスも相性がよかったです．10日で360円ぐらいですが，これもわざわざつるりんこを購入する必要があるので，大阪ではなかなか難しかったです．しかし，もともと障害があって嚥下困難などで，つるりんこで食事を食べていたお子さんは，これで，漢方を上手に飲んでくれます．

### ⓮ 西洋薬と混ぜる

ムコダイン＋ムコサールと混ぜると甘くて飲みやすくなります．そのままでも飲める場合がありますが，カルピス，りんごジュース，ヤクルトを少量加えるとさらに飲みやすくなります．ただし，最初は甘いのですが，後に漢方薬の味が広がりますので，飲んだあとすぐにお水を飲んで下さい．

# 処方箋の書き方

### 単シロップ割り 上気道炎（1歳 10 kg）

Rp. 1　ツムラ麻黄湯㉗エキス顆粒（医療用）2.5 g
　　　　分3毎食前　2日分
Rp. 2　単シロップ*　　　10 mL　2回分

＊漢方薬1日分をお湯100 mLぐらいに溶かして，単シロップ10 mLをお子さんの好きそうな味にして飲ませて下さい．冷やすととてもおいしいです．
＊37.5℃以下になるまで，3時間おきに内服して下さい．37.5℃以下になったら中止です．

*単シロップは，処方箋で漢方薬と一緒に処方できます．


### 単シロップ割り 喘息性気管支炎（1歳 10 kg）

Rp. 1　ツムラ五虎湯㉟エキス顆粒（医療用）2.5 g
　　　　分2朝夕食前　　　7日分

Rp. 2　単シロップ*　　　10 mL　7回分

＊漢方薬1日分をお湯100 mLぐらいに溶かして，単シロップをスプーン2〜3杯加えて，お子さんの好きそうな味にして飲ませて下さい．冷やすととてもおいしいです．

**単シロップ団子** 喘息性気管支炎（6ヵ月 8 kg）

Rp. 1　ツムラ五虎湯(95)エキス顆粒（医療用）1.25 g
　　　分 2 朝夕食前　　　7 日分

Rp. 2　単シロップ*　　2 mL
　　　分 2 朝夕食前　　　7 日分

*漢方薬に単シロップを少したらして練って団子状にして飲ませて下さい.

**西洋薬と混ぜる場合** 気管支炎（1 歳 10 kg）

Rp. 1　ツムラ小青竜湯⑲エキス顆粒（医療用）3 g
　　ムコダイン DS 0.6 g
　　ムコサール DS 0.6 g
　　　分 3 毎食前　　　5 日分

# 基本の単シロップ割り

①漢方薬1包（1〜3歳の1日分）をお湯20 mLぐらいに入れよく溶かします．
②単シロップ10〜15 mLと水を加え，100 mLぐらいにして，さらによく混ぜて完全に溶かします．50 mLぐらいでも飲める場合もあります．
・味見して，さらに単シロップを追加してお子さんの好みの味に調整して下さい．漢方の単シロップ割りは，昔からある冷やし飴のような味です．氷を入れたり，冷蔵庫で冷やすとさらに飲みやすく，1日分を作り置きできます．

　当院では外来で試飲するときは，大抵この単シロップ割りにしています．その場合，お母さんはお子さんの味の好みをよく知っているので，お母さんにも飲んでもらいます．お母さんが「おいしい，これならいけるわ」と言えば，お子さんも興味を示して飲んでくれます．

　単シロップは小さいお子さんでも，卵アレルギーや乳アレルギーがある場合も気にせず使えます．また，乳アレルギーがなければ，カルピスを少し追加すると，不思議なことにマミー味になりとても飲みやすくなります．カルピス追加で巻末の味見表の○は◎に，△は○に昇格します．

　甘くなりますが，単シロップ2〜3 mLで練って，単シロップ団子にして服薬することもできます．

　混ぜる食材は，簡単に手に入るもの，普段から自宅にあるもののほうが使いやすいかと思います．その点，処

方箋で漢方薬と一緒に処方できる，単シロップやマルツエキスは便利ですが，当院では，マルツエキスよりも単シロップで飲んでくれるお子さんの方が多いです．

非常に苦い漢方薬（黄連解毒湯❶，柴胡清肝湯❽，荊芥連翹湯❺）は，様々なものと混ぜてみましたがおいしくありません．カレーと混ぜてみたら，強烈な味でした．ココアが若干マシですが，苦味が口に広がるので難しいかと思います．色々試しましたが，単シロップ原液（はちみつでもよい）をそのまま漢方薬と混ぜて飲むほうが苦味をマスクできます．その場合，最初口に入れた時は甘味がありますが，後味がとても苦いので，すぐに何か別のものを飲んでください．

しかし，この黄連解毒湯❶関連の薬は，何かに混ぜるより「症状を治すため」と納得してもらってから飲んでもらうほうがよいと思います．実際，副鼻腔炎とニキビで困っているお子さんは，良くなるなら何でも飲めると一生懸命に荊芥連翹湯❺を飲んでくれますし，アトピー性皮膚炎の小学5年生のお子さんは，おいしいといって柴胡清肝湯❽を飲んでくれました．

新見

坂﨑先生のご指摘に賛成！ こどもは実は賢いと思っています．「これを飲めば治るよ」と説明すると，本当に困っている子はまずくても飲んでくれます．こども扱いしないこともある時は大切と思っています．

# 漢方薬を飲めるようになる突破口として

「証にあった漢方薬はおいしく感じる」ともいわれていますので、何かに混ぜてというのは邪道ではないか、こんなに甘いものばかりお薬のために食べてもいいのか、ということをよく質問されます。味の調整はどちらかというと、漢方を飲むための突破口です。お母さんも苦い漢方薬を飲ませることができたという自信、本人も飲めたという自信がつきます。はじめは、色々混ぜて飲んでいますが、途中からそのまま飲めるようになるお子さんが多く、長期に飲んでいるお子さんは皆そのまま飲んでいます。

漢方薬の飲み方、お子さんの好みは様々なので、最終的には飲み方もオーダーメードでひとりひとり工夫する必要があります。

武井克己先生（たけい小児科アレルギー科）の漢方薬飲み合わせ一覧表を参考にして当院スタッフ、日本外来小児科学会でのワークショップ、「始めてみよう、小児漢方！ 飲ませ方編」（2014年、2015年）でも、漢方薬は何と混ぜたら飲みやすいかを検討しました。その結果をまとめたものを巻末に掲載します。ただし、これは私たち大人の評価ですので、お子さんにそのまま当てはまらない場合もありますし、味の好みはそれぞれによって違うので絶対的なものではありませんのでご注意ください。

# こどもを診る秘訣　他科の先生方へ
# ―小児科医からのメッセージ

　漢方薬を処方されていますと，小児科専門でなくても漢方で治療してほしいとお子さんが受診されることも多いかと思います．本当は小児科医がしっかり診るべきだと思うのですが，アンチ漢方の先生方もまだまだ多いです．お母さん方は，何とかして治したいとワラにもすがる思いで先生方のところを受診されているはずです．そんな時に注意するポイントについて書かせて頂きます．

## ❶ 食べる，遊ぶ，寝る

　お子さんを診るうえで，まずは緊急性があるかどうか，重病が隠れていないかの判断が一番大切です．基本的には，①食欲がある，おっぱいやミルクをいつも通り飲める，②機嫌がよく遊ぶことができる，③夜間はしっかり睡眠できる，この3つがあれば緊急性はないと思って頂いて大丈夫です．私も，お子さんを診察するときは必ずこの3つを確認しています．もし，どれかが欠けている状態が長く続くようであれば，小児科医を受診するように勧めて頂いたほうがよいかと思います．

## ❷ こどもはとっても正直

　よく他科の先生方から，「こどもは自分の症状を訴えないから難しい」と言われます．しかし，実はお子さんは大人に比べてとてもシンプルでわかりやすいのです．頭が痛い，足が痛い，お腹が痛いと訴えていても，走り回っているときはたいてい大丈夫です．逆に，本当に痛

いと動かずじっとしています．診察室に入ってきて，医師を見るなり大泣きしたり，キョロキョロしているお子さんも緊急性がなく大丈夫です．赤ちゃんの場合は，高熱でも，ママに抱かれて顔を起こしてこちらを見て，にこっと笑う時は大丈夫，ママにもたれかかって動かない時は要注意です．

### ❸ お母さんを味方につける

　愛情たっぷりで毎日お子さんを観察しているお母さんは，診察する医師にとって強力な味方です．いつもと違う，何かが違うというお母さんの情報はとても役に立ちます．それを聞き出すには，お母さんとのコミュニケーションが非常に大切です．お母さんを味方にするために，一生懸命育児しているお母さんを是非褒めてあげて下さい．「お母さん，一生懸命頑張ってるね．偉いわ」の医師の一言ってとっても重要だと思うのです．

### ❹ 目線を合わせる

　お子さんを診察するときは，姿勢を低くしてお子さんの目線に合わせることが大切です．お母さんが抱っこして座っているときはよいのですが，小さいお子さんが1人で座っているときは，私は椅子からおりて膝を床につけて目線を合わせています．そして，何よりもスマイルが大切です．ぜひお子さんと仲良しになって下さい．

### ❺ モシモシ，ポンポン

　とても単純で当たり前のようなことですが，私達小児

科医は必ずモシモシ，おなかポンポン，お口アーンをします．例えば，皮膚症状であっても，初診の時は，必ずモシモシ（聴診），ポンポン（腹診）をお勧めします．お子さんとのスキンシップにもなりますし，体を触ることで色々な情報を得ることができます．

## ❻ 年齢

　こどもは大人のミニチュアではありません．日々成長しており，乳児期，幼児期，学童期，思春期とその時々で違い，その時期特有の問題に対処していく必要があります．やはり，こどもは小児科医が診たほうがよいかと思うのですが，そうも言えないのが現状です．しかし，少なくとも1歳未満の乳児は小児科医に任せたほうがいいかもしれません．ただ，先生方のところに受診されるお子さんは，すでに小児科を受診しており，中には何軒も受診されて，よくならない，どこも悪くないと説明されているケースも多いと思います．その場合はすでに小児科専門医が診察していますので，安心して漢方治療ができるかと思います．実は私もお母さん方に漢方薬を投与することがあります．私は小児科医ですので，内科的，婦人科的病気を見逃す可能性がありますので，軽快しない時は必ず内科，婦人科の先生に診てもらってねと説明しています．逆に，内科や婦人科で色々調べてもらったけれど，どこも悪くないと診断されているケースは，少し安心して漢方治療ができます．

### ❼ 母子手帳

　母子手帳は，お子さんのもう1つのカルテです．笑った，立った，歩いたなどのお子さんの大切な記録が書いてあります．細かい字でぎっしり書いてある場合もあれば，ほとんど何も書いていない方もいます．それを確認するだけでもお母さんの性格やお子さんを取り巻く環境がわかる場合があります．また，どんな予防接種を受けたかも記載されてあり，例えばヒブやプレベナーの接種が終了していれば細菌性髄膜炎，四種混合が完了していれば百日咳のリスクが極端に低くなります．他科ではなかなか母子手帳を確認するのは難しいかもしれませんが，案外色々なヒントになることもありますので，是非一度見て下さい．面白いですよ．

### ❽ こんなときは要注意

　顔が白くて元気がない，脈が速く手足が冷たいようなお子さんは，要注意です．直ちに小児科医のいる総合病院を受診するようにすすめてください．

# 3 フローチャートこども漢方薬

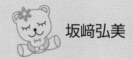

坂﨑弘美

# 風邪の急性期
## （熱がでて1〜2日目）

- 高熱　汗（−）

- 熱　汗（−）

- 熱　汗（+）

### ひとこと MEMO

　一般小児科診療では，熱がでた！　と多くのお子さんが来院されます．そのほとんどは風邪でウイルスが原因なので，インフルエンザ，ヘルペスウイルス以外は有効な治療法はありません．そんな時が漢方薬の出番です．漢方薬は個人の生体の免疫反応を増強し，ウイルス疾患に対して非常に有効な手段と考えられます．

## 麻黄湯 ㉗

体力があって水分を十分にとれるお子さんが適応です．汗をかく，または 37.5℃ 以下になるまで 2～3 時間おきに（睡眠中はのぞく）投与します．
汗をかいて，お熱がさがれば，麻黄湯㉗の役割が終わりです．お子さんの場合は，多くはすっきりして，ここで治ってしまいます．

## 葛根湯 ❶

麻黄湯㉗との違いは，それほど高熱でなく軽い風邪の場合はこちらを投与します．錠剤もあります．

## 麻黄湯 ㉗ ＋桂枝湯 ㊺
## ＝桂麻各半湯（東洋薬行）

熱がでて，すでに汗を少しかいているときは，こちらを使います．麻黄湯㉗と桂枝湯㊺を半量ずつ混ぜて飲む（桂麻各半湯）こともできます．
イメージとしては，インフルエンザのような高熱は麻黄湯㉗，軽いかぜの熱は葛根湯❶，夏風邪の高熱は桂麻各半湯です．

### 基本の飲ませ方

漢方薬 1 日分＋単シロップ 10 mL をお湯で溶かして 100 mL にします．お熱があるときは冷たくして飲むとさらにおいしい．氷にしても OK（漢方薬は結構早く凍ります）．他にはリンゴジュース，アイスでも．ムコダイン DS とまぜて，お水少々で溶かしてスプーンで．ココアでもおいしいですが，お熱が高いときは飲みにくいかもしれません．

# 風邪の亜急性期
(急性期を過ぎてもすっきりしない. 熱がでて 2〜3 日目)

## 夜になると熱がでる or 微熱が続く

## 咳がつらい

## のどが痛い

### ひとこと MEMO

麻黄湯㉗の時期をすぎて来院されるお子さんもたくさんいます. 朝, 熱が下がっているのに, 夜になったら熱がでる, また微熱が続いてすっきりしない, そんな時は柴胡桂枝湯⑩の出番です.

急性期か亜急性期かわかりにくいとき, とにかくすべての風邪に最初から柴胡桂枝湯⑩を処方する方法もあります.

## 柴胡桂枝湯 ⑩

抗炎症作用のある小柴胡湯⑨と虚弱な人の風邪の初期に使う桂枝湯㊺を合わせたもので，色々な疾患に有効です．急性感染症にも，反復性感染症や自律神経疾患にも効果があります．何にでも効くイメージです．

## 五虎湯 (95)

麻杏甘石湯(55)に鎮咳消炎作用のある桑白皮を加えたものです．

麻黄と石膏が含まれているので，抗炎症作用が強く咳だけでなく鼻閉も軽快します．

## 小柴胡湯加桔梗石膏 (109)

小柴胡湯⑨＋桔梗・石膏で，扁桃の炎症が強いときに効果的です．

五虎湯(95)や小柴胡湯加桔梗石膏(109)に含まれている石膏は，熱をさます作用が強い生薬です．

### 柴胡桂枝湯⑩の飲ませ方

比較的飲みやすい味で，そのまま飲めるお子さんも多いです．錠剤もあります．

単シロップ，練乳，ココア，リンゴジュース，カルピスどれも飲みやすいです．

夕食のハンバーグやお味噌汁に混ぜても大丈夫です．

# 長引く風邪

**元気がない・冷えがある**

**食欲がない**

### ひとこと MEMO

　西洋医学的には血液検査などで，病状の見極めが大切で，点滴が必要なこともあります．点滴中に真武湯❸を熱めのお湯に溶いて飲んでもらうとより効果的です．

　最近はもともと冷えのあるお子さんもいて，比較的急性期なのに真武湯❸が必要な場合もあります．

## 真武湯 ㉚
強力な新陳代謝賦活作用があります．
経過が長引き，食欲が低下し，冷えがあるような時に処方します．

## 補中益気湯 ㊶
風邪が治っているはずなのに，いつまでも食欲がでない，登園登校はできるのになんとなく元気がない時に処方します．

### 真武湯㉚と補中益気湯㊶の飲ませ方

　真武湯㉚は単シロップお湯割りにするとしょうが湯の味に似ています．お味噌汁，コーンスープに入れても飲みやすいです．
　補中益気湯㊶は，そのままでも結構おいしく飲んでいるお子さんが多いです．アイス，ココア，コーンスープと混ぜると飲みやすいです．ただし，元気がでてくると飲むのを嫌がります．錠剤もあります．

# 鼻水

**透明の鼻水がポタポタ**

**粘った黄色の鼻水がでる時**

**上記でよくならない**

### ひとこと MEMO

　西洋薬では鼻水には抗ヒスタミン薬を使いますが，眠くなり，のども渇きます．また，熱性けいれん既往のあるお子さんは要注意です．1歳未満の場合，さらに鼻閉がひどくなることが多く危険です．その点漢方薬は，頭もすっきりし，乳児にも使用できます．また鼻水の性状によって使い分けができます．鼻閉は，漢方薬の独壇場です．

## 小青竜湯 ㉙

小青竜湯㉙は肺を温めて鼻水を治します．味が難点なので，処方した場合は服薬指導が必要です．レモンなど酸っぱいものが好きなお子さん向けです．

## 葛根湯加川芎辛夷 ②

葛根湯❶に鼻の通りをよくする川芎・辛夷という生薬が加わっています．急性でも慢性の場合でもOKです．

## 辛夷清肺湯 ⑩⁴

葛根湯加川芎辛夷②よりも抗炎症作用が強いですがとても苦く飲みにくいです．主に慢性の場合に処方します．

### 葛根湯加川芎辛夷②と小青竜湯⑲の飲ませ方

葛根湯加川芎辛夷②1日分＋単シロップ15〜20 mLをお湯で溶かして100 mLにします．冷たくしたほうが飲みやすくなります．また，カルピスを少し追加すると，お子さんの大好きなマミー味になり一番のおすすめです．ムコダインDS＋ムコサールDSと混ぜてもOK．小青竜湯⑲はすっぱいので，マヨネーズとも相性◎．どちらも錠剤があります．

# 鼻閉

- 鼻がつまって,おっぱい(ミルク)が飲みにくい

- 鼻閉がひどくて夜間眠れず泣く

- 長引く鼻閉

### 鼻閉がひどい4歳男児のケース

越婢加朮湯㉘ 1.25 g(15 kg)を寝る前だけ頓用.母は飲めるか不安,「半分でも飲んだら,すぐに効くから」と説明.1回目は苦くて半分吐き出したが,鼻閉は著明に改善しその日からよく眠れるように.翌日から自分で飲み,薬がなくなると薬をもらいにクリニックへ行きたいと母に希望した.

## 麻黄湯 ㉗

赤ちゃんは鼻呼吸が主体なので，鼻がつまるとおっぱいやミルクが飲みにくくなります．哺乳量が低下して，湿性咳嗽を伴うときはRSウイルス感染症の場合もありますので注意が必要です．

## 越婢加朮湯 ㉘

眠前に頓服で処方すると，すやすや眠ることができます．非常に即効性があり，効くことをお子さんが実感すると，次からすすんで飲んでくれるようになります．

## 葛根湯加川芎辛夷 ②

鼻閉による頭痛にも有効です．

### 越婢加朮湯㉘の飲ませ方

単シロップ，ココア，アイス，ムコダインDSなどに混ぜると飲ませやすくなります．リンゴジュースよりカルピスで溶かす方がお勧めです．何を試しても飲めなかったお子さんがたこ焼きソースで飲めたケースもあります．

# 咳

### 乾燥した咳（コンコン）のどのイガイガ

### 湿った咳（ゼロゼロ）

### 心因性の咳

#### ひとこと MEMO

　西洋薬では，中枢性鎮咳薬，気管支拡張薬があります．咳が長く続く場合は，マクロライド系抗菌薬や咳喘息も考慮してロイコトリエン拮抗薬を処方されている場合も多くみられます．これらの治療で軽快する場合もありますが，それでも咳がなかなか止まらないお子さんもいます．そんなときは漢方薬の出番です．

## 麦門冬湯㉙

乾燥した気道粘膜を潤して，痰を出しやすくします．
とにかく味がよくて飲みやすいのが最大の利点です．

## 五虎湯(95)

痰の多い，喘鳴を伴うような湿性咳嗽によく効きます．
抗炎症作用が強く，咳だけでなく鼻閉にも有効です．

## 柴朴湯(96)

しょっちゅう咳ばらいのような咳をしますが，寝ているときや何かに集中しているときは，咳をしません．
柴朴湯(96)は小柴胡湯⑨（抗炎症・抗アレルギー作用）＋半夏厚朴湯⑯（抗不安作用）の合方です．精神的なストレスで喘息発作がおきるお子さんに有効です．

### 麦門冬湯㉙と柴朴湯(96)の飲ませ方

麦門冬湯㉙は味が良くて飲みやすく，ムコサール DS を混ぜるとさらに飲みやすくなります．単シロップ，ココア，お味噌汁でもいけます．1 日分をペットボトル 500 mL のお茶に溶かして少しずつ飲んでも OK.

柴朴湯(96)はココアやプチダノン，練乳やアイスと一緒に．ココアが比較的飲みやすいですが，木のような味がします．

# こじれた咳

## 咳がひどく胸痛

## 咳で夜眠れない

## 粘稠痰がきれない（ゲホゲホ）

### 五虎湯95の飲ませ方

単シロップ，アイス，ココア，リンゴジャム，ムコダイン＋ムコサールと，生後6ヵ月以降ならベビーダノンと混ぜて，外来で，単シロップ割りで試飲するとたいていのお子さんがおいしそうに飲んでくれます．錠剤もあります．成人量が1日量9錠なので，7歳で1日4錠分2または3錠分3です．

## 柴陥湯（さいかんとう） 73

小さいお子さんにはあまり処方しませんが，中学生以上やまたは保護者の方で，胸が痛い訴えがあるときに処方します．自分がよく効いたので，4歳の娘さんの咳がひどいときに飲ませたらとっても効いたとすっかり漢方ファンになってくれたお母さんもいます．

## 竹筎温胆湯（ちくじょうんたんとう） 91

インフルエンザで咳が続き夜間眠れない場合に適応があります．インフルエンザに限らず使うことができます．精神安定作用の生薬が含まれています．

## 清肺湯（せいはいとう） 90

咳が長引き，痰が粘稠できれにくい場合．抗炎症作用の生薬が多く含まれています．

### ひとこと MEMO

この3つはどれも飲みにくく，ココアが一番ましという感じです．最初から処方するのではなく，すでに色々な漢方を内服できるお子さんに限ったほうかいいかと思います．

清肺湯90はムコダインムコサールと混ぜてから，ヤクルト，リンゴジュース，カルピスと混ぜると比較的飲みやすくなることもあります．

# 扁桃炎

## のどが痛い

## 熱もある

## 扁桃の炎症が強い

### ひとこと MEMO

抗菌薬は殺菌作用はありますが,抗炎症作用はありません.またアデノウイルス扁桃炎には抗菌薬は無効です.そんなとき漢方薬を併用すると早く症状が軽快します.

扁桃炎を繰り返すお子さんは,普段から桔梗湯❶でうがいをして,のどが変だなあと思ったら小柴胡湯加桔梗石膏❶を早めに飲むようにお勧めしています.

## ▶▶ 桔梗湯 ⑬⁸

桔梗＋甘草の2つの生薬で構成されています．
生薬の数が少ないほど即効性があります．

## ▶▶ 桔梗石膏（コタロー）

熱をさます石膏が含まれています．

## ▶▶ 小柴胡湯加桔梗石膏 ⑩⁹

抗炎症作用のある小柴胡湯❾に排膿作用のある桔梗，
のどの腫れを軽減させる石膏の組み合わせです．

### 桔梗湯⑬⁸と小柴胡湯加桔梗石膏⑩⁹の飲ませ方

　桔梗湯⑬⁸は，「ガラガラごっくん」「ガラガラペー」で飲んでも吐き出してもＯＫです．1日分を100 mLぐらいのお湯で溶かし，氷や冷蔵庫で冷やしてから，うがいしながら飲むと効果的です．
　小柴胡湯加桔梗石膏⑩⁹は，単シロップ，アイス，ココアでどうぞ．溶連菌感染症の場合は抗菌薬との併用で．

# 感冒性嘔吐症

## 嘔吐

**五苓散⓱坐薬**
坐薬は製品化されていないので，各自で用意します．また適応外使用ですので，それぞれの責任で投与する必要があります．当院ではクリニック内でのみ投与しています．注腸に比べて簡単に投与できる上，直腸粘膜から速やかに吸収されて短時間で効果が得られます．実際，五苓散⓱坐薬を使用してから，点滴するお子さんがずいぶんと減りました．（巻頭ページ参照）

### ひとこと MEMO

ウイルス性胃腸炎で，のどが渇き水分をとっては吐くを繰り返しているお子さんには五苓散⓱がとてもよく効きます．

五苓散⓱は，細胞膜に存在する水チャンネルであるアクアポリンに作用して体内の水分の分布を調節する作用があります．

## 五苓散 ⑰

吐き気が強いと飲めないことが多いので，そんな時は坐薬や注腸という方法があります．

**注腸**
五苓散⑰ 1 g を 10 mL のお湯に溶いて冷まし，注射器にとって，ネラトンカテーテルを接続して肛門から注腸します．

**五苓散⑰氷**
1 包＋水 50 mL＋単シロップ 10 mL を凍らせて 1 日かけて少しずつなめさせます．

### 五苓散⑰飲ませ方

1 包をお湯 50〜10 mL で溶かして，氷をいれて冷たくします．ひとさじずつ，頻回に飲むとよく効きます．飲みにくいときは，単シロップを少し加えます．OS1 に溶かすと塩味＋シナモン味，アクアライトに溶かすとリンゴ＋シナモン味がします．

# インフルエンザ

- 急な高熱　悪寒
- 汗をかいて，熱が上がり下がり
- 夜間咳で眠れない
- 解熱したのに，食欲がでない

### ひとこと MEMO

インフルエンザに麻黄湯㉗というのは有名ですが，麻黄湯㉗が飲めるのは体力のある人でごく初期の時期だけです．お子さんは麻黄湯㉗で大丈夫ですが，体力のない人は別の処方になります．また，すでに汗をかいていたら柴胡桂枝湯⑩から処方します．個人の体力，また病気のステージで処方が異なるのも，漢方薬の魅力の一つです．

## 麻黄湯 ❷❼

発症してすぐで,インフルエンザ迅速キット検査もまだ早い時期でも麻黄湯❷❼を処方できます.病名に関係なく病状で処方できるのが漢方薬の魅力の一つです.

## 柴胡桂枝湯 ❿

抗インフルエンザ薬でも症状がすっきりしない時に.

## 竹筎温胆湯 ❾❶

胆を冷やすという言葉がありますが,温胆は胆を温めるという意味です.したがって,精神安定作用もあります.

## 補中益気湯 ❹❶

経過が長引いてだるい,食欲がない時の万能薬です.

### ひとこと MEMO

もちろん抗インフルエンザ薬との併用は OK です.熱でつらい,抗インフルエンザ薬を使ったのに,なかなか解熱しない,咳がひどくて眠れないなど困った時に漢方薬を併用しています.また,登園(校)できるのに,いつまでも食欲がもどらない時は補中益気湯❹❶の出番です.漢方薬は本人の症状のつらさを軽減し回復を早める効果があります.

# 手足口病・ヘルパンギーナ

## 口内炎が痛い

## 黄連湯⑫が手元にない時

## 上記が苦くて飲めない

### ひとこと MEMO

　口内炎の痛みには，鎮痛薬や口腔用ステロイド外用薬がありますが，漢方薬にも有効なお薬があります．黄連湯⑫や半夏瀉心湯⑭は，とても苦いので飲みにくいのですが，患部に直接塗ると痛みは和らぎます．外来では，少しだけお湯に溶かしたものを綿棒で直接口内炎に塗ります．

## 黄連湯 ⑫⓪

黄連湯⑫⓪はシナモンの香りがします．

## 半夏瀉心湯 ⑭

黄連湯⑫⓪から桂皮を抜いて代わりに黄芩が入っています．

## 桔梗湯 ⑬⑧

外来では黄連湯⑫⓪を患部に塗って，自宅では桔梗湯⑬⑧うがいをお勧めしています．

### ひとこと MEMO

1日分をお湯100 mLに溶かして冷たくしてから，口に含んでそのままにしていると，エキス剤が直接患部に触れて痛みを和らげます（口に含んでブクブクぺーでもブクブクごっくんでもOK）．どうしても，これらの薬剤が苦くてブクブクぺーもできないときは，桔梗湯⑬⑧で代用できます．

# 反復性感染症

- 反復性感染症
- 腹痛　便秘がち
- 皮膚が弱い
- 貧血
- 上記が無効で虚弱な時

### ひとこと MEMO

　最近では，乳児期から保育園に通うお子さんが増えています．初めての集団生活で，色々な感染症に罹患し，そのたびにこじれたり，入院を繰り返すお子さんもいます．お母さんも困っているので，何とかしたいという気持ちが強いため，漢方薬の服薬コンプライアンスは比較的良好です．

## 柴胡桂枝湯 ❿
何も考えずこれから使ってもＯＫ．

## 小建中湯 ㊾
おなかを痛がる虚弱児に．

## 黄耆建中湯 ㊾
黄耆建中湯㊾は小建中湯㊾＋黄耆です．黄耆は汗をコントロールして皮膚を丈夫にする働きがあります．

## 十全大補湯 ㊽
反復性中耳炎で鼓膜切開を繰り返す場合．

## 補中益気湯 ㊶
とにかく疲れ切ってだるいという訴えがある時に．

---

### 十全大補湯㊽・補中益気湯㊶の飲ませ方

**十全大補湯㊽の飲ませ方**
　単シロップ，ムコサールDS，練乳ととてもよく合います．
**補中益気湯㊶飲ませ方**
　単シロップ，ココア，ベビーダノン，ハンバーグに入れてもおいしい．

# 受験生の風邪予防

**幼稚園・小学校受験**

**中学・高校・大学受験**

**元気のあるこどもに**

### ひとこと MEMO

　受験の時に風邪を引いたらどうしようというのは，本人よりもお母さんの最大の心配ごとです．西洋薬ではこのような効果のある薬はありません．これを飲ませるとお母さんが安心し，それが本人にも伝わるようです．ただ，受験の直前は養生も必要で，栄養のあるものを食べ，また睡眠もとって，できれば運動することも大切ですとお話ししています．

## 柴胡桂枝湯 ❿

免疫機能が上がり風邪をひきにくくなるだけでなく，精神的緊張も緩和されます．
よくお腹を痛がるお子さんは小建中湯㉟でも有効です．

## 補中益気湯 ㊶

勉強やストレスで睡眠不足，疲れ切っていることが多いので柴胡桂枝湯❿より補中益気湯㊶がお勧めです．まずは1日1回内服して，疲れた，しんどいという自覚症状があれば，1日2〜3回に増やします．

## 小柴胡湯 ❾

小柴胡湯❾の虚弱者版が補中益気湯㊶です．

新見

### ひとことMEMO

　補中益気湯㊶は胃腸機能を改善してエネルギーを増やして元気になるお薬です．補中の中はおなかのことを意味します．別名医王湯ともいわれ，漢方界のユンケル的存在です．お子さんよりも，育児や家事に疲れ切っているお母さんたちに好評です．

# 虚弱児

**体質改善ファーストチョイス**

**虚弱＋肌トラブル**

### ひとこと MEMO

この子何だかひ弱だなあと感じるお子さんはたくさんいます．たいてい痩せていて，顔色が青白く，偏食であまりご飯を食べません．風邪をひくと嘔吐しやすく，しょっちゅう腹痛を訴え，便秘あるいは下痢がち．外来では大人しくとても緊張しています．お腹を診察すると，うすっぺらい感じで柔らかく，腹直筋がピンと張っています（いわゆる2本棒）．

## 小建中湯 ❾❾

こどもといえば小建中湯❾❾というぐらい，小児の聖薬とも言われています．
桂枝湯❹❺（桂皮・芍薬・大棗・生姜・甘草）の芍薬の量を増やし，膠飴を加えて構成されています．膠飴は水あめで麦芽糖です．このおかげでとても飲みやすいのですが，それだけでなく麦芽糖はオリゴ糖の仲間なので，腸内細菌の餌になり，腸内細菌叢を整えてくれます．

## 黄耆建中湯 ❾❽

黄耆には，滋養強壮作用，排膿作用，さらに汗をコントロールして皮膚を丈夫にする作用があります．しがたって，肌トラブルのある虚弱児に有効です．

### 小建中湯❾❾の飲ませ方

漢方薬の中でも味の良さは一番．単シロップ，マルツエキス，お味噌汁にも！　他にはリンゴジュース，リンゴジャム，ココア，アイス，プチダノンと合います．パンケーキに入れても Good．小建中湯❾❾はそのまま飲めるお子さんが多いです．シナモンの味が嫌いなお子さんは工夫しても難しいので，他の方剤に変更する必要があります．

# 気管支喘息の寛解期

## 胃腸が弱い

## アトピー性皮膚炎も合併

## ストレスが原因

## ストレスが原因・呼吸困難タイプ

### ひとこと MEMO

　主として小児気管支喘息ガイドラインに従った治療が優先されます．コントロール不良の場合は，まず西洋医学的治療の見直しが必要になりますが，体質改善や西洋薬の補完的治療として漢方薬を併用できます．

## 小建中湯 ❾❾
消化機能が改善すると呼吸器，皮膚症状も軽快します．

## 黄耆建中湯 ❾❽
喘息よりも皮膚症状が目立つ時に．

## 柴朴湯 ❾❻
精神安定作用があるので，メンタルに問題がありそうな時に．

## 神秘湯 ❽❺
柴朴湯❾❻よりやや年少児でより咳がひどい場合に．麻黄が含まれています．

### ひとこと MEMO

　色々工夫しても，どうしても漢方が飲めないお子さんもいます．そんな場合は，無理強いする必要はありません．西洋薬だけで治ってしまうケースもたくさんあります．ただ，必ず「どうしても困ったときは，また相談して下さいね」とお話ししています．

# 気管支喘息の発作時

湿性咳嗽

五虎湯(ごことう)⑨⑤が手元にない時

水様性鼻汁が多い

### ひとこと MEMO

 どんな時も重症度を見極めることが大切です．食欲，機嫌，睡眠の3つが良好なら，まず緊急性はありませんが，お母さんがいつもと違うと感じている時は注意が必要です．お子さんを愛情持って毎日観察していて，一番良く知っているからです．研修医のころ，上の先生からお母さんの言うことはいつも正しいと教わり，それを今も忘れないようにしています．

## 五虎湯 (95)

冷やす作用がありますので，熱があるとき，または体が温まると咳がひどくなる時に．

## 麻杏甘石湯 (55)

五虎湯(95)は麻杏甘石湯に桑白皮を足したものです．

## 小青竜湯 ⑲

肺を温めるので，寒冷刺激で発作がでる時に．小青竜湯⑲＋五虎湯(95)の両方を飲むとよく効くケースもありますが，麻黄の量が多くなるので注意．

### ひとことMEMO

お母さんが「漢方薬なんて，うちの子，飲めるでしょうか？」と言う場合は飲めないことが多く，「飲ませてみます」と言う場合はたいてい飲めます．やはり，漢方薬服薬コンプライアンスの鍵はお母さんの意欲のようです．

# アトピー性皮膚炎の体質改善

## 胃腸が弱いタイプ

## かんが強い・夜泣きなどの精神症状があるタイプ

### ひとこと MEMO

　漢方薬だけでアトピー性皮膚炎をコントロールするのは至難のわざです．アトピー性皮膚炎の基本的治療は，スキンケアとステロイド軟膏を含めた適切な外用薬です．経皮感作が問題となっていますので，皮膚を常につるつるの状態に保つのが一番です．漢方薬は，ステロイド軟膏でうまくコントロールしにくい時や量を減らしたい時に活躍します．

### 黄耆建中湯 ❾❽

小建中湯❾❾に黄耆という生薬を加えたもので，より効果的です．
小建中湯❾❾がおなかを温めて消化管の発達を促し，さらに黄耆で汗のコントロールと皮膚の再生を行い，皮膚を強くします．また，小建中湯❾❾と同じでとても飲みやすくおすすめです．

### 抑肝散 ❺❹

常にイライラして掻きむしっている場合には，心を落ち着かせることも大切です．
特に下にお子さんができて，湿疹が悪化するお子さんによく効きます．

---

**ひとこと MEMO**

アトピー性皮膚炎の治療には食養生も欠かせません．甘いもの，脂っこいもの，冷たいものなどは控えて，なるべく和食中心の食事が大切です．さらに，チョコレート，生クリーム，スナック菓子，アイス，ジュースなどはできるだけ減らすように指導します．規則正しい生活も大切で，早寝早起き，ちゃんとした朝ご飯を心がけます．

# アトピー性皮膚炎の症状

顔が真っ赤で
症状がひどい

じくじく

化膿傾向

かさかさと熱感

## ひとことMEMO

黄連解毒湯⑮が飲みにくい時は，白虎加人参湯㉞でも代用できます．これも，熱を冷ます作用が強く，のどの渇きを強く訴える場合に有効です．温清飲(57)は，黄連解毒湯⑮＋四物湯(71)の合方です．黄連解毒湯⑮は，熱をさまし炎症をおさえます．四物湯(71)は，身体を温めて皮膚に潤いをもたせる効果があります．

## 黄連解毒湯 ⑮

強力に熱を冷ます作用があり，またイライラも軽快します．

## 越婢加朮湯 ㉘ or 消風散 ㉒

炎症が激しく浮腫んでいる時に．

## 十味敗毒湯 ⑥

滲出液は少ないが，化膿しやすい場合に．

## 温清飲 (57)

浸出液は少なく，かさかさしてひっかき傷が多い場合に．

### ひとことMEMO

黄連解毒湯⑮，温清飲(57)，十味敗毒湯⑥はかなり飲みにくいので注意が必要です．そのまま飲めるお子さんは非常に少ないです．黄連解毒湯⑮，十味敗毒湯⑥，白虎加人参湯㉞には錠剤がありますので，年長児には錠剤で処方します．また，温清飲(57)は黄連解毒湯⑮の錠剤＋四物湯(71)の錠剤で代用できます．

# 皮膚科疾患①

## とびひ

## おむつかぶれ

## 虫刺され

### 塗り薬・紫雲膏501の使い方

匂いも強く（納豆の匂い），軟膏そのものが伸びにくく皮膚に塗りにくいので，紫雲膏501と亜鉛華軟膏を1：1で混合して，おむつ替えのたびに塗布するように説明しています．ごま油がはいっているので，ゴマアレルギーのお子さんには注意が必要です．また，赤紫色で衣類に付着するとなかなかとれません．

## 排膿散及湯 (122)

抗菌薬と併用で治りが早く，傷跡がとても綺麗です．年長児は十味敗毒湯❻の錠剤でも OK です．

## 紫雲膏 (501)

保険適用漢方エキス剤の塗り薬．痛みを取り除く作用もあるので，おむつかぶれで泣いているお子さんもこれを塗ると泣き止むことがあります．

## 越婢加朮湯 ㉘

蚊に刺されてパンパンに腫れている時，頓服で内服すると速効性があります．

### 排膿散及湯(122)の飲ませ方

排膿散及湯(122)はとても苦く何と混ぜても苦味が残りますが，ココアなら何とか飲めそうです．単シロップは 20〜25 mL と多めに加えて，カルピスを追加すると少し飲みやすくなりますが後味はかなり悪いので，すぐにジュースを飲むかラムネを．「これ苦いけど，とびひを早くきれいにしたいので，一生懸命飲んでるねん」と言ってくれたお子さんもいます．

# 皮膚科疾患②

- しもやけ
- 上記が苦くて飲めない
- 水いぼ
- 上記が効かない

### 当帰四逆加呉茱萸生姜湯㊲の飲ませ方

当帰四逆加呉茱萸生姜湯㊲はそのまま飲むと，とても苦いです．単シロップは15〜20 mLと少し多めに加えてください．冷たくするよりも温かくして飲むと，しょうが湯のようです．これを飲むとしもやけの痛みがマシになると頑張って飲んでくれるお子さんたちもいます．

## とう き し ぎゃく か ご しゅ ゆ しょうきょうとう
### 当帰四逆加呉茱萸生姜湯 ㊳

末梢循環障害を改善させる効果があります．とても苦いのが難点です．

## しょうけんちゅうとう
### 小建中湯 ㉟

おなかを温めて虚弱体質を改善します．

### ヨクイニン（コタロー）

ハトムギの皮を除いた種から作られるお薬です．3ヵ月を目標に飲みましょう．

## ご れい さん
### 五苓散 ⑰
### or 麻杏薏甘湯 ㊷ を追加

水いぼは水疱を形成することから，利水効果のある五苓散⑰を追加すると有効なこともあります．また，ヨクイニンの量を増やすという意味で麻杏薏甘湯㊷を追加する場合もあります．

---

### ヨクイニン（コタロー）の飲ませ方

　ヨクイニンエキス散は非常に飲みやすく，ほとんどのお子さんはそのまま飲めます．飲めない場合は 500 mL のペットボトルのお茶に溶かし，1日かけて飲みます．効かない時は通常量の1.5～2倍量にしましょう．また五苓散⑰も併用してみて下さい．錠剤をぼりぼり噛んで食べるとおいしくて癖になる味です．

# 副鼻腔炎

## ファーストチョイス

## セカンドチョイス

## 上記が効かない時

### ひとこと MEMO

慢性副鼻腔炎では，一般にマクロライド系抗菌薬の少量投与が行われますが，なかなか症状がすっきりしないお子さんも多くいます．そんな時，漢方薬を併用または単独でも鼻閉が改善することが多いです．

## 葛根湯加川芎辛夷 ❷

年長児には錠剤があります．

## 辛夷清肺湯 ⓘ₁₀₄

かなり苦いのでセカンドチョイスにしています．
葛根湯加川芎辛夷❷との違いは，①麻黄が入ってない，②主に慢性，③炎症が強い時に（膿性鼻汁）．

## 荊芥連翹湯 ㊿

鼻閉がひどくてニキビも気にしている時に．

---

### ひとこと MEMO

荊芥連翹湯㊿は，非常にまずいので，最初から処方しないほうがよいかもしれません．唯一ココアがましですが，飲んでいるお子さんは苦いものと覚悟して症状がよくなるために一生懸命飲んでくれます．

# 花粉症

### 透明の鼻水がだらだら出る

### 鼻閉がひどい

### 目のかゆみもひどい

### 上記でよくならない

#### ひとこと MEMO

漢方薬は眠気がないのが最大の利点です．抗アレルギー薬と併用するとさらに効果がアップします．抗アレルギー薬と違って，症状がひどい時だけ飲んでも効きます．

なお，上に挙げた漢方薬のうち越婢加朮湯㉘以外は錠剤があります．

## 小青竜湯 19

冷えが原因になっている場合.

## 葛根湯加川芎辛夷 2

頭痛もある場合.

## 越婢加朮湯 28

鼻の周りも真っ赤になっている時.

## 小青竜湯 19 ＋五虎湯 95

麻黄の量が非常に多くなるので要注意.

### 麻黄について

麻黄のエフェドリン作用は，お子さんのほとんどのケースで大丈夫です．成人 1 日量の漢方薬に含まれる麻黄の量は越婢加朮湯 28 が 6g で一番多く，次に麻黄湯 27，神秘湯 85 5g，五虎湯 95 4g，葛根湯 1，葛根湯加川芎辛夷 2，小青竜湯 19 3g です．小青竜湯 19 ＋五虎湯 95 は麻黄 7g になりますので，注意して少な目から処方を開始しています．

# 鼻出血

**ファーストチョイス**

**錠剤やカプセルが飲める時**

### ひとこと MEMO

　鼻血がよくでるので，何か血液の病気ではないかと受診されることがあります．鼻出血の際は，しっかり止血して15分以内に止まるようなら，まず問題ありませんが，あまりに心配される時は血液検査を行うこともあります．しょっちゅう鼻血がでると，服や寝具が汚れて大変です．そんな時は刺絡をお勧めしています．

>>> ## 刺絡
とても簡単で不思議なほどによく効きお勧めです.

>>> ## 黄連解毒湯
## or 三黄瀉心湯
とても苦いので,錠剤が飲めるお子さんに限って処方します.

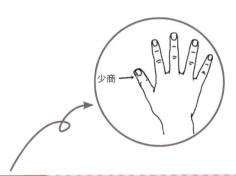

### 刺絡の方法

　鼻出血にお勧めの方法があります.親指の爪床の外側にある少商という肺経の経穴に瞬時に針をさして,5～10滴の少量の血液を軽く絞り出す方法で,不思議なことに驚くほど良く効きます.また,針で刺すというと嫌がるので,「鼻血のでないスタンプよ」といって,微量採血用の穿刺器具を使うと,針が見えないので素直に手を出してくれます.

# 長引く下痢

## 泥状便＋よだれかぶれ

## 水様性下痢

## 上記で効かない時

### ひとこと MEMO

乳児期に1～2週間下痢が遷延するケースがよくあります．機嫌もよく，食欲もあって体重増加も良好です．こんな時おなかを温める漢方薬を処方してみましょう．

ただし，漢方薬にはたいてい乳糖が含まれているので，乳糖不耐症になっている場合は注意が必要です．

### 人参湯 ㉜

おなかをさわると胃のあたりが冷たいお子さんに有効です．
胃が冷えているので，薄い透明のよだれがたくさんでて，よだれかぶれがあることも処方の目安になります．

### 真武湯 ㉚

強力に身体の芯を温める附子という生薬が含まれています．
最近は冷えているお子さんが多く，真武湯㉚が適応になる場合が増えてきました．

### 真武湯 ㉚ ＋人参湯 ㉜

両方を一緒に飲むという方法もあります．
下痢をしているので，混ぜるものは限定されます．
お湯で溶かしたものに，単シロップを入れて，少し温めて飲むのがお勧めです．

---

#### 人参湯㉜と真武湯㉚の飲ませ方

**人参湯㉜の飲ませ方**：そのまま少量のお湯に溶いて飲んでも甘く，味噌汁に入れると甘すぎる味噌汁に．
**真武湯㉚の飲ませ方**：単シロップお湯割りで．市販のしょうが湯の味に似ています．お味噌汁，コーンスープに入れても飲みやすいです．人参湯㉜も真武湯㉚もミルク100 mLと1/4包を混ぜると漢方の味は全くわからなくなります．

# おなかが痛い

- しぶり腹
- 反復性腹痛
- 冷えるとおなかが痛い

### ひとこと MEMO

　腹痛も小児科外来でよく見られる症状です．ただし，急な腹痛の場合は，必ず西洋医学的な目で腸重積症や虫垂炎など緊急性の高い疾患を除外する必要があります．ウイルス性胃腸炎，冷え，精神的な腹痛には，西洋薬の鎮痛薬は無効であることが多く，漢方薬がよく効きます．

## 芍薬甘草湯 ㊿ （頓服）

芍薬＋甘草の2つの生薬からできており，即効性があります．
芍薬は筋肉の急激な痛みに有効で，生理痛，こむらがえりにもよく効きます．

## 小建中湯 ㊾

おなかを痛がるけれどそれほど強い痛みではなく，すぐにケロッとしています．繰り返し腹痛を訴える場合によく効きます．下痢にも便秘にも有効です．

## 大建中湯 ⑩⓪

おなかを温めて，腸管の血流を改善し蠕動運動を調節します．下痢にも便秘にも有効です．

### 芍薬甘草湯㊿の飲ませ方

1回分を単シロップで練って団子にして，そのあとすぐに水分を飲みます．お湯50 mLぐらいに溶かしても飲みやすいです．または，「おなか痛いのには，お薬が効くよ」とお子さんを説得して粉を口に入れてから水分を一口飲ませて下さい．胃腸炎の腹痛にはとてもよく効きますので，次からも飲んでくれます．

# 便秘①

**便秘の
ファーストチョイス**

**冷えてお腹が張る**

**上記でダメな時**

### ひとこと MEMO

小建中湯99は,おなかの中を温め,便を柔らかくし排便をスムーズにします.中に含まれる膠飴は腸内細菌の餌になり腸内環境を整えてくれます.そのため,アレルギー疾患,精神疾患に有効なこともあります.すなわち喘息やアトピー性皮膚炎の体質改善にもなり,免疫が強くなり風邪もひきにくくなります.

### 小建中湯 ㊾
食が細い，偏食のお子さんの便秘．

### 大建中湯 ⑩
外科領域では，術後のイレウス予防に使われます．
おなかが張って苦しくなる便秘に．

### 小建中湯 ㊾
### ＋大建中湯 ⑩（＝中建中湯）
エキス剤にはありませんが小建中湯㊾と大建中湯⑩の2つを組み合わせると中建中湯という処方になります．

新見

大人の場合は膠飴が重なるので，桂枝加芍薬湯㉖＋大建中湯⑩にしますよ．

### 大建中湯⑩の飲ませ方

　大建中湯⑩は腸管血流を増加させて腸管運動を改善してくれます．山椒と生姜が入っているのでピリッとした生姜の味がします．大人はおいしく感じますが小さいお子さんは嫌がることもあります．飲ませ方は，単シロップやココア，味噌汁に入れると飲みやすくなります．ココアは食物繊維が多く含まれているのでさらに便秘に有効です．

# 便秘②

**とにかく一度便を出したい**

**上記でダメな時**

**上記2つでもすっきりしない時**

### ひとこと MEMO

偏食や排便習慣の乱れで便秘で困っているお子さんはたくさんいます．西洋薬を使うのは不安，効かない，おなかが痛くなるなどの時は漢方薬の出番です．西洋薬の酸化マグネシウム，モニラックシロップなどと併用しても大丈夫です．もちろん，食事指導，生活指導もとても大切です．まずはたまっている便を外来で浣腸して出してから処方しています．

## 桂枝加芍薬大黄湯 ❶❸❹

小建中湯❾❾から膠飴を抜いて大黄を追加した処方です．

## 大黄甘草湯 ❽❹

大黄と甘草の2つの生薬から構成されています．大黄は大腸刺激性の下剤成分を含んでいます．

## 小柴胡湯 ❾

> 柴胡剤には軽い瀉下作用があります．大人では加味逍遙散❷❹なども利用されますが，こどもは小柴胡湯❾です．

新見

### 桂枝加芍薬大黄湯❶❸❹の飲ませ方

桂枝加芍薬大黄湯❶❸❹は苦くて飲みにくいですが，単シロップ割りにするとおいしくなります．大黄甘草湯❽❹は，耐性が出現することもありますので注意が必要です．錠剤がありますので，年長児の便秘に頓服で処方します．

# 肛門周囲膿瘍

## 急性期

## 慢性期

## 炎症をくり返す時

### ひとこと MEMO

漢方薬の有効性を知るまでは，肛門周囲膿瘍の患者さんは外科に紹介していましたが，今では小児科でも十分対応できます．また，排膿散及湯❷に含まれる桔梗，芍薬，枳実には鎮痛作用もあり，おむつ交換時の痛みも改善するため，お子さんが泣かなくなります．急性期の炎症が良くなっても完全に治癒しない時は，十全大補湯❹に切り替えます．

## 排膿散及湯 ❿

局所の発赤腫脹が強い急性期は排膿散及湯❿のほうが有効ですが,やはり味が問題です.4ヵ月未満なら排膿散及湯❿でも飲めますが,すこし月齢が高くなると飲んでくれないことがあるので,外来で飲ませてみて無理なようでしたら十全大補湯❽を処方します.

## 十全大補湯 ❽

急性期の炎症が良くなっても完全に治癒しない時や再発予防の時に処方します.

## 小柴胡湯 ❾

大人の痔瘻などは柴胡剤で落ち着きますので炎症をくり返す時は処方してみましょう.

新見

### 排膿散及湯❿の乳児への飲ませ方

ペースト状にして頬粘膜になすりつけて,すぐに母乳またはミルクを飲ませます.すこし単シロップで練って甘くして飲ませても OK.肛門周囲膿瘍は見た目もひどく,赤ちゃんも泣いて可哀想なので,お母さんが一生懸命に,何とかして飲ませてくれます.やはり,漢方薬を飲めるかどうかのキーポイントはお母さんのようです.

# 夜泣き

**診察室では
おりこうさん**

**疳が強い・
キーキーいう**

**食が細い・偏食**

### ひとこと MEMO

夜泣きは西洋薬で有効なお薬はなく,「いずれ治るものだから経過をみましょう」と言うしかありません．私も漢方薬を知るまではそうでした．しかし，お母さんにとって夜泣きは大変つらいものです．夜泣きに有効な薬があると知っただけで，お母さん自身の気持ちが楽になって，その日からお子さんの夜泣きも減ったケースを経験しました．

➡️ **甘麦大棗湯 (かんばくたいそうとう) ⑫**
不安が強いタイプのお子さんに．

➡️ **抑肝散 (よくかんさん) ㊺**
攻撃性が強くイライラ感が強いタイプのお子さんに．
母子同服といって，お母さんも一緒に飲めばより効果的です．

➡️ **抑肝散加陳皮半夏 (よくかんさんかちんぴはんげ) ㊷**
抑肝散㊺タイプで，胃腸虚弱がある時に．

### 甘麦大棗湯⑫の飲ませ方

とても甘く，ほとんどがそのまま飲めますので，味を優先して甘麦大棗湯⑫から投与しても大丈夫です．単シロップやリンゴジュースでもおいしいです．お味噌汁は，大人の味覚だと甘すぎるお味噌汁になりますが，お子さんは飲んでくれています．

# チック

## ストレス，欲求不満を発散できない

## 緊張が強い

## 上記でダメな時

### ひとこと MEMO

西洋薬では有効な手段がありません．お母さんが神経質な場合が多いので，お母さん，本人の話をよく聞くことも大切です．「この子のチックが気になってイライラします」というお母さんにも抑肝散㊴を処方しています．柴胡桂枝湯❿と柴胡加竜骨牡蛎湯⓬には錠剤があります．

## ➤➤ 抑肝散（よくかんさん） ⓹④

怒りがうまく発散できないタイプに．攻撃性が強くイライラしているお子さんに．

## ➤➤ 柴胡桂枝湯（さいこけいしとう） ⓾

どこかおどおどしたタイプのお子さんに．診察室では，肩に力が入っていることが多いです．

## ➤➤ 柴胡加竜骨牡蛎湯（さいこかりゅうこつぼれいとう） ⑫

夜中に寝ぼけるタイプ，ドキドキが強いタイプのお子さんに．竜骨（りゅうこつ）は古代の哺乳動物の化石，牡蛎（ぼれい）はかきの貝殻でどちらも精神安定作用があります．

### 抑肝散㊿の飲ませ方

単シロップ，ココア，アイスと一緒に．お子さんの好きなハンバーグでも，カレー，コーンスープとも合い，お料理と相性がよいようです．夜泣きの場合，夕食のおかずの一品に混ぜてみてください．ただ，味噌汁に混ぜると，とても塩辛くなるのでご注意ください．

# 発達障害

### 多動・イライラしてキレやすい

### 緊張が強い・手掌発汗あり

### 不安が強く泣き虫・パニック

### ひとこと MEMO

発達障害の有病率は5～6％で，日常の外来でもお母さんからよく相談されます．私は専門ではありませんので確定診断には専門機関に紹介していますが，実際に予約がとれるのは，3～6ヵ月後になります．それまでの間，また診断がついてから何か他によい方法がないかと相談されたときに漢方薬を使います．

## 抑肝散 ❺④
## or 抑肝散加陳皮半夏 ❽③

鎮静作用があります．陳皮と半夏は胃腸機能を改善しますので，食が細いタイプには抑肝散加陳皮半夏❽③で．

## 柴胡桂枝湯 ❿
## or 四逆散 ㉟
## or 小建中湯 ❾❾

すべてに芍薬＋甘草が含まれています．これらは，お子さんを緊張からリラックスさせる作用があります．

## 甘麦大棗湯 ㊆②

構成生薬は小麦，大棗，甘草で，すべて食品です．あくびをよくするお子さんにも有効です．

---

### ひとことMEMO

発達障害のお子さんは味へのこだわりが強いため，何かに混ぜないほうがいいかもしれません．身体にあった漢方はそのまま飲んでくれることが多いです．

# 頭痛

片頭痛

上記で
軽快しない時

筋緊張性頭痛

### ひとこと MEMO

頭痛を訴えて来院される場合，もちろん他になにか病気がないか，西洋医学的にしっかり診察する必要があります．器質的疾患がないのなら，漢方薬を試してみましょう．

## 五苓散 ❶⑦

気圧の変化をいち早く知るために「頭痛～る」という気圧予報アプリがあります．気圧低下前に予防的に飲むと効果的です．

## 呉茱萸湯 ㉛

たいへん苦いので注意が必要です．

## 柴胡桂枝湯 ❿

普段から緊張しやすいお子さんに．
肩をさわると，とても凝っています．

### ひとこと MEMO

最近はゲームなどの影響も大きく，筋緊張性頭痛のお子さんが多くみられます．もちろん，頭痛が治るまでゲームは控えてもらいしっかり睡眠もとるように指導しています．また気圧の変化にともなって頭痛を訴える場合は五苓散❶⑦が良く効きます．どちらも錠剤があります．鎮痛薬との併用もOK です．

# 夜尿症

- 多尿型で口渇あり
- 膀胱型で冷え性
- 鼻炎や喘息もあるアレルギータイプ
- 緊張してストレスのあるタイプ

### ひとこと MEMO

夜尿症の治療の基本は生活改善に取り組むことです．それでも治らない時に，抗利尿ホルモンなどの薬物療法やアラーム療法があります．漢方薬はこれらの治療でも不十分なときに出番があります．

## 白虎加人参湯(びゃっこかにんじんとう) ㉞

暑がりで水をよく飲むお子さんに.

## 小建中湯(しょうけんちゅうとう) (99)
## or　苓姜朮甘湯(りょうきょうじゅつかんとう) (118)

芍薬(しゃくやく)が膀胱の平滑筋を鎮痙し，膀胱容量を増やします．下半身が冷える場合は苓姜朮甘湯(りょうきょうじゅつかんとう)(118)です．

## 葛根湯加川芎辛夷(かっこんとうかせんきゅうしんい) ②
## or　五虎湯(ごことう) (95)

鼻閉が軽快するので，睡眠の質が改善されます．

## 柴胡桂枝湯(さいこけいしとう) ⑩
## or　抑肝散(よくかんさん) (54)

緊張やイライラをとって睡眠リズムを調整します．

### ひとことMEMO

たくさん水分を飲まないと漢方薬が飲めない場合は，かえって逆効果になります．その場合は，漢方薬は眠前や夕食後ではなく，夕食前に飲むように指導しています．

# 心因性頻尿

### ファーストチョイス

### 上記でダメな時

### 何かにとりつかれたようにトイレに行く

### ひとこと MEMO

幼稚園ぐらいのお子さんで急に何度もトイレに行くので困っているという相談をよく受けます．検尿は正常で何かに集中している時，睡眠時に頻尿はありません．時期がくればいずれ治ると経過観察する場合が多いのですが，頻尿の程度がひどいと外出もできなくなりますので，漢方を試す価値はあります．

## 柴胡桂枝湯⑩ or 小建中湯(99)

柴胡桂枝湯⑩は，緊張が強いタイプのお子さんに．
小建中湯(99)は，華奢で虚弱なタイプのお子さんに．

## 抑肝散(54)

やや多動気味で疳が強そうなタイプのお子さんに．お子さんの頻尿が気になったお母さんもイライラしてしまう時，母子で一緒に飲むとより効果的です．

## 甘麦大棗湯(72)

普段はおりこうさんタイプ．
急迫症状を落ち着かせます．
キーワードは，不安・泣き虫・あくびです．

### ひとことMEMO

小建中湯(99)や甘麦大棗湯(72)は大変甘く飲みやすい漢方です．飲めないというお子さんに，小建中湯(99)や甘麦大棗湯(72)を投与し漢方に慣れ親しんでもらうという方法もあります．

# 整形外科疾患

打撲

寝違え

捻挫

### 鼻骨骨折した4歳男児のケース

4日前滑り台から転落し,形成外科にて鼻骨骨折と診断.1週間でよくならないときは,手術が必要と言われ心配になって来院した.鼻根部からの腫脹が著明で皮下出血あり.治打撲一方❽ 2.5 g 分2(15 kg)を処方.3回内服すると,腫脹が著明に軽快し,手術も不要となった.

## 治打撲一方 ❽⁹

患部の血行を改善して，腫れや痛みを和らげます．

## 芍薬甘草湯 ❻⁸
## ＋葛根湯 ❶

冷湿布や鎮痛薬との併用は OK です．
漢方薬が苦手なら芍薬甘草湯❻⁸だけでも大丈夫です．

## 桂枝茯苓丸 ㉕

血液の流れも良くし，腫れをひかせる作用があります．

---

### 治打撲一方❽⁹の飲ませ方

　ココア，単シロップが一番で，次はプチダノン，練乳でも飲みやすいです．単シロップ割りにすると，後味にカレーの味が少しします．中に入っている生薬の桂皮，大黄，甘草がカレースパイスなので，そんな味がするようです．ということでカレーと混ぜても OK です．

# 成長痛

## ファーストチョイス

## 腹痛もある

## 足が冷えている

### ひとこと MEMO

夕方や夜になると足の痛みを訴えて泣いていても翌日ケロッとしています．たいていは，検査をしても異常が見つからず「成長痛」と診断されます．身体がまだ未熟なのに動き回って疲れる，何かの心因反応などが原因とも言われていますが，はっきりしません．痛い時，ママがさすってあげるのが一番かと思いますが，漢方が有効な場合もあります．

## 柴胡桂枝湯 ❿

まずはこれから処方しても OK.

## 小建中湯 ㊾

食が細い虚弱なお子さんに.

## 桂枝加朮附湯 ⓲

附子という身体を温める生薬が含まれていますので,冷えると痛みを訴えるお子さんに.

### ひとこと MEMO

冷えを改善する生薬は附子と乾姜です.西洋薬には身体を温める薬はありません.附子は最強の熱薬でガスバーナーで温める感じです.乾姜は電球で温める感じで元気をつけながら温めます.本書の附子含有漢方薬は真武湯㉚,桂枝加朮附湯⓲で,乾姜含有は,大建中湯⓾⓪,小青竜湯⓳,人参湯㉜,苓姜朮甘湯⓲,黄連湯⓴,半夏瀉心湯⓮,半夏白朮天麻湯㊲です.

# 起立性調節障害

> めまい, 立ちくらみ

> 疲れやすい

> 胃腸虚弱・頭痛

> 腹痛, 頭痛

### ひとこと MEMO

起立性調節障害は, 西洋薬単独でも漢方薬単独でも両者を併用しても, なかなか効かないことも多く, 生活習慣の見直し, 心理的なカウンセリングなども併用して治療する必要があります. また, 西洋薬は起立性低血圧に対する対症療法となりますが, 漢方薬は, お子さんの体質によって色々な種類から選ぶこともできます. もちろん西洋薬との併用はOKです.

### 苓桂朮甘湯 ㉟

安神作用がある生薬が入っています．構成生薬は4つなので，比較的即効性があります．

### 補中益気湯 ㊶

とにかくだるさを訴える場合に．

### 半夏白朮天麻湯 ㊲

胃腸を元気にする生薬がたくさん含まれています．

### 小建中湯 ㉚
### or 柴胡桂枝湯 ❿

リラックス作用があります．

---

#### ひとことMEMO

　味で選べば，苓桂朮甘湯㉟や小建中湯㉚，柴胡桂枝湯❿が飲みやすいです．

　また，起立性調節障害好発年齢のお子さんは粉薬を嫌がる場合がありますので，まずは柴胡桂枝湯❿や補中益気湯㊶の錠剤で開始してもかまいません．開始時に「効かない時は粉薬を飲んでね」と約束します．

# 思春期の生理痛

元気で健康

ニキビを
気にしている

やや虚弱・
冷え・むくみ

痛みが強い時の
頓服

### ひとこと MEMO

中高生は錠剤を希望しますが，当帰芍薬散㉓，桂枝茯苓丸㉕は錠剤があります．ニキビの時は「粉しかないけれど，その方が効くよ」とお話しすると，綺麗になるためならと，粉薬でも飲んでくれます．安中散❺はカプセルがあり，中学生は大人量と同じ1回2capです．

## 桂枝茯苓丸 ㉕

思春期の生理痛のファーストチョイス．

## 桂枝茯苓丸加薏苡仁 ⑫⑤

青ニキビに有効です．ちなみに白ニキビは当帰芍薬散㉓，赤ニキビは清上防風湯㊺です．

## 当帰芍薬散 ㉓

顔色が青白く貧血気味の場合に．

## 安中散 ❺
## or 芍薬甘草湯 ㊿

安中散❺は胃薬ですが，胃痛でも生理痛でも痛みに有効．
芍薬甘草湯㊿は筋肉の痛み全般に有効です．

### ひとこと MEMO

　思春期に生理痛を訴えるお子さんが増えていて，たいてい市販の鎮痛薬を内服しています．こんな時，ぜひ，漢方薬試してみませんか？　とお母さんと本人に提案します．漢方ってまずいから，という話にもなりますが，体にあう漢方薬は美味しいよ，錠剤やカプセルもあるよ，保険もちゃんときくよ，とお話しています．

# 熱中症など

## 熱中症予防

## 五苓散❶だけだと いまいち

## 汗かきの 夏バテ予防

### ひとこと MEMO

　夏に屋外でスポーツするお子さんに予防で漢方を処方します．また，運動の途中に，頭痛吐気がしたら，五苓散❶を追加で飲むこともできます．あらかじめ五苓散❶を溶かして，凍らせて持っていくもの効果的です．日焼けして皮膚が真っ赤にほてっているときは白虎加人参湯❸が有効です．

## 五苓散 ❶⓻
身体の水分代謝を調節します．

## 五苓散 ❶⓻
## ＋白虎加人参湯 ㉞
体が熱くなっている状態を白虎加人参湯㉞に入っている生薬の石膏と知母が身体を冷やし，人参，粳米，甘草が水分保持に働きます．

## 清暑益気湯 ⓵⓷⓺
補中益気湯㊶の夏バージョンです．夏バテして食欲不振，下痢がある時に効果的です．

### 白虎加人参湯㉞の飲ませ方

　白虎加人参湯㉞は，他の漢方薬と違って，少量のお湯で溶かすと1つひとつのつぶが水分を吸って膨化します．あまり苦くないので，甘いものとは何でも合いますが，リンゴジュースがおすすめです．もちろんココア，アイスでも大丈夫です．

# 乗り物関係

## 乗り物酔い

## 飛行機の離着陸時の耳痛

## 乗り物に乗るとおなかが痛い

### 五苓散⓱の飲ませ方

　最近は2歳ぐらいのお子さんでも乗り物酔いがあります．市販の酔い止めは，3歳からですが，漢方薬は3歳未満でも大丈夫で，眠気がないというのが最大のメリットです．車に乗る前は，たくさん食べないほうがよいので，五苓散⓱1回分を単シロップで練って団子にして，口に入れて水を飲みます．気持ち悪くなったら，さらに追加で飲むこともできます．

## 五苓散 ❶⓻

車に乗る30分前に飲みます．西洋薬との併用もOK．

## 五苓散 ❶⓻

離着陸時の30分前に飲みます．五苓散❶⓻で耳管の浮腫が急速に消退することによるのではないかと考えられています．成人の場合は一度に2包飲んだほうが効果的です．

## 小建中湯 ⓽⓽

緊張や痛みを和らげる作用があります．

### 大活躍の五苓散❶⓻

小児は体内に水分含有量が多いので，簡単に水のバランスが崩れます．五苓散❶⓻が大活躍する症状は，①急性胃腸炎，②頭痛，③乗り物酔い，④飛行機の離着陸時の頭痛，⑤めまい・立ちくらみ，⑥熱中症予防，⑦二日酔い，⑧脳浮腫治療などです．お子さんが，間違ってアルコールを飲んだときの対処法として五苓散❶⓻を飲ませることもできます．

# こどもの旅行セット

- 急な発熱
- 嘔吐・下痢，乗り物酔い
- 何だか調子が悪い
- 腹痛・しゃっくり

### ひとこと MEMO

保護者の方からよく「旅行の時に，持っていくお薬を下さい」と希望されます．西洋薬だと，解熱剤，整腸剤，咳止め，鼻水止めぐらいです．しかし，それよりも漢方薬の方が万能で良く効きます．ただ，西洋薬よりかさばるのが欠点です．

## ➤➤ 麻黄湯 ㉗
とにかく熱がでたらすぐに．

## ➤➤ 五苓散 ⑰
むかむかして調子が悪い時に頓服で．

## ➤➤ 柴胡桂枝湯 ⑩
熱，嘔吐，下痢など主要症状はおさまったけど，すっきりしない時に．

## ➤➤ 芍薬甘草湯 ㊽
急な腹痛やしゃっくりが止まらない時に頓服で．芍薬＋甘草の２つの生薬からなり，非常に即効性があります．

---

### ひとこと MEMO 芍薬甘草湯 ㊽

　芍薬が筋肉の緊張を緩め，痛みを和らげます．甘草は急な症状を和らげます．胃腸，胆嚢，尿路，子宮は平滑筋なので，腹痛，胆石発作，尿路結石の痛み，生理痛に効きます．手足などの骨格筋の痛みにも効きこむら返りにも有効です．横隔膜も筋肉なので，横隔膜のけいれんでおこるしゃっくりにも有効なのです．

# 処方が思いつかない

乳幼児

年長児

すべてに

**ひとことMEMO**

色々な訴えがあり，何を処方しようか困ってしまったり，また，真冬の小児科外来はとても忙しくゆっくり考えることができない時があります．そんな時，乳幼児なら小建中湯(しょうけんちゅうとう)(99)，年長児なら柴胡桂枝湯(さいこけいしとう)⑩です．

## 小建中湯(しょうけんちゅうとう) ⑨⑨

胃腸機能を改善してみましょう.

## 柴胡桂枝湯(さいこけいしとう) ⑩

緊張をやわらげてみましょう.
とりあえず, 1週間処方して, 次に来院されるまでゆっくり考えます.

## 五苓散(ごれいさん) ⑰

水のバランスを整えてみましょう.

### ひとことMEMO

小建中湯(しょうけんちゅうとう)(99)は, 小児の聖薬とも言われ, 胃腸を丈夫にすることによって, 様々な症状を軽快させてくれます. また, 年長児になると 今度は色々なストレスが増えて, 自律神経のバランスが崩れてしまいがちです. そんな時, 柴胡桂枝湯(さいこけいしとう)⑩は交感神経の緊張をとってリラックスさせてくれます. また抗炎症作用もあるので, 急性感染症や易感染にも有効です.

# 4
# 小児科を専門としない医師のために

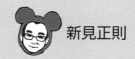
新見正則

# 小児科を専門としない医師のための3大処方

## 急性期の発熱

## 虚弱なこども・腹痛

## その他の訴え

### ひとこと MEMO

　わが家の娘のための常備薬はこの3種類です．勉強会や講演会でもこの3つの処方をまず勧めています．麻黄湯㉗の代わりに麻黄を含む麻黄剤の葛根湯❶でも大丈夫です．虚弱なこどもを除いてこどもは基本的に麻黄が飲めます．つまり実証です．ですから，麻黄湯㉗が急性発熱性疾患のファーストチョイスになります．

## 麻黄湯 ㉗

娘が幼稚園から小学校の間，38度近い熱を何十回も出しましたが，麻黄湯㉗を飲んで，休んだのはたった2日でした．麻黄湯㉗がないときは，五苓散⓱で対応可能です．

## 小建中湯 ㉕

虚弱なこどもの特効薬です．いつも虚弱でなくても，なんとなく今日はおなかが調子悪い，ぐずぐず言うといった時に小建中湯㉕を使用しています．

## 五苓散 ⓱

基本的にこどものすべての急性症状に五苓散⓱で対応可能と思っています．
頭痛，乗り物酔い，下痢，腹痛，めまい，吐き気などに有効です．

### ひとこと MEMO

松田邦夫先生は，小建中湯㉕と五苓散⓱の2つで十分とお話しされます．急性発熱性疾患にも桂皮を含む五苓散⓱で対応可能です．小建中湯㉕は桂枝加芍薬湯⓰に膠飴（水あめ）を加えたものにて，こどもには飲みやすいのです．こどもはプラセボ効果が抜群に効くと思っています．「これを飲んだら，絶対に楽になるよ」と言って，僕は与えています．

# こどもを診る秘訣
## ──新見正則からのメッセージ

## 総合診療医っぽく

　さて，ここからは小児科医ではない僕がこどもを診るときの知恵を少々ご披露します．

　漢方薬を使用するようになると，いろいろな患者さんに病気の相談をされるようになります．そしていろいろと勉強を始めると，自然と総合診療医のようになります．それは今患者さんに行われている治療が，西洋医学的には一般的で妥当なものかどうかを知るための知恵です．妥当な治療が十分に行われているにもかかわらず，現代西洋医学でも治らない時は，漢方治療の出番です．一方で，妥当な西洋医学的治療が行われていない時は，自分でその妥当な西洋医学的治療を行うか，そんな治療を行ってくれる施設を紹介することになります．漢方は西洋医学の補完医療にて，適切な西洋医学的検査，診断，そして治療が行われていることが大前提だからです．ですから，総合診療の知識は必要ですが，僕が全くの初診でこどもの診療を行うことほとんどありません．いわゆる「地雷」（命にかかわるようなミスジャッジ）を踏むことは基本的にはないのです．

## 機嫌がよくて，顎が胸に着けば心配ない

　ところが，最初に急性期の病気のこどもさんを僕のところに連れてくる場合があります．そんな時にまず注意するのが，こどもの機嫌です．機嫌がよければ，少々高

熱でも問題ないとお話しています．いつも興味があるテレビや絵本をいつものように見ていれば大丈夫，というように機嫌を判断します．いつも気に入っているゲームなどを普段通りに楽しんでいれば心配ありません．

「機嫌が悪くなれば，夜中でも，休日でも，小児科の先生に診てもらって下さいね！」と念を押しています．

機嫌以外にもうひとつ，顎が胸に着くかも確かめています．髄膜炎の項部硬直を簡単に診断するための方法です．つまり，機嫌がよくて，顎が胸に着けば心配ないということです．アメリカの本[1]にこんなことが書いてあったので使用しています．なお，医療には例外があります．腹痛，嘔吐，血便で腸重積症を疑うことは当たり前です．でも血便がない腸重積症もまれではありません．なにより，機嫌が大切です．「●●がないから〇〇ではない」という思考は危険です．例外があるからです．ともかくこどもがぐったりしていたら要注意です．

僕は機嫌がよく小児科専門医の診察が現状は必要ないと思えるときは，いろいろな症状のこどもにどんどんと漢方薬を処方しています．

## 危険のサイン「死の合図」

僕の趣味のひとつは，いろいろな先生方の外来の見学です．もちろん診断や治療も勉強になるのですが，その先生が醸し出しているオーラを学ぶのが大好きです．お話の方法，間合い，声の大きさ，態度，服装，話題，内容などがすべて勉強になります．また診療所の雰囲気もそれぞれ個性があって勉強になります．

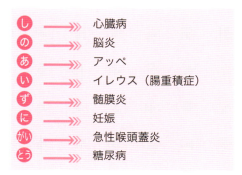

図2 『死の合図に該当』と覚えればいいですよ

　大学教授をされていた有名な先生の外来に見学に行った時の話です．
　「見てわかるように，9割の患者はクリニックに来なくてよいこども達です．でも母親のために診ているのです．そして薬も出します．基本的に3歳までは薬は不要と大学で講義をしてきましたが，今は処方しています．大切な仕事は，悪いものを探すことです」
　「死の合図に該当しなければ，そして3歳以下で薬が不要であれば，漢方で経過を診てもかまわないですか？」と尋ねると，「それでも構わない」というお返事をいただきました（図2）．

## こどもの処方の考え方（僕の場合）

　母親に説明するために胸を張って自信をもって，中学生以上は大人と同量，小学生は1/2，幼稚園児は1/3，それよりチビは1/4，としています．でも適当でいいと思っています．日本の漢方の量は韓国の1/3，中国の

1/10ともいわれます．大黄が多いと下痢します．麻黄が多いと交感神経刺激作用が強くなります．附子はトリカブトを減毒したものです．それ以外の生薬は適当で大丈夫です．

## 飲ませ方に対する昔の返答

以前，勉強会でよく質問されました．
「こどもの飲ませ方で工夫はありますか？」
僕は「特別ありません」と答えていました．

僕の外来には，他の病院やクリニックで治らない方がはるばると訪ねて来院されます．ですから，「漢方薬は少々おいしくないけれども，治るためだから飲んでね！」と諭せば，だいたいのこどもは飲んでくれました．もしも，飲めないという返事が返ってきたときは，「お子さんの症状はその程度のもので，本当に困れば，どんな薬でも飲んでくれますよ．本当に困ったら，飲みにくい漢方でも飲む気になったらいつでもお越し下さい」と慇懃無礼にお断りしていました．

しかし，小児科を専門としている先生は，飲みにくい漢方薬を処方したのでは，クリニックのメンツや評判にかかわるのです．だからこそ，この本にあるような飲ませ方の工夫が必要とされるのです．僕が，やっとわかった境地でした．

## 娘から学んだこと

松田邦夫先生に教えて頂いて10年以上経過します．娘の年齢と，松田先生とのご縁は同じぐらいです．娘には

1歳になる前から漢方を飲ませています．そして娘は漢方を飲めば元気になることを体感で知っています．ですから，漢方エキス剤を粉のまま飲ませてもまったく文句を言いません．こどもに漢方を飲ませる最良の方法は，なるべく早くから漢方薬に親しませることと思っています．

## 蜂蜜を加えると効果も味もマイルドに

　本書ではいろいろなものを混ぜて飲みやすくする提案をしています．ここで昔の古典から1つ興味深いお話を紹介します．

　二宮桃亭は吉益東洞の娘を嫁にもらいました．若き日の桃亭は京都の先斗町に住んでいました．隣の家に美人で賢い娘がいました．器量は良いのだが，声が良くないと母親が嘆いていました．そこで桃亭が診察し，甘遂半夏湯（かんずいはんげとう）を処方しました．その晩，その娘は苦しみ，そして死んでしまいました．桃亭は数十日大阪に身を隠し，そして東洞に報告しました．東洞は甘遂半夏湯（かんずいはんげとう）に蜂蜜を加えたかを尋ねました．桃亭は加えていなかったのです．そこで東洞は「その娘の死は誠に可哀想である」と述べたそうです．甘遂（かんずい）は劇薬でその毒性を軽減するために蜂蜜を加えることになっているそうです．大塚敬節先生は，蜂蜜を加えると毒薬は劇薬になり，劇薬は普通薬になると説明したそうです．

# 5 付録

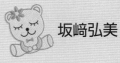 坂﨑弘美

# 付録 小児科頻用漢方薬の味見表

|  | 葛根湯 ❶ | 葛根湯加川芎辛夷 ❷ | 柴胡桂枝湯 ❿ | 半夏瀉心湯 ⓮ | 五苓散 ⓱ | 小青竜湯 ⓳ |
|---|---|---|---|---|---|---|
| はちみつ | ○ | ○ | ○ | × | ○ | △ |
| マルツエキス | ○ | ○ | △ | × | ○ | △ |
| 単シロップ | ○ | △ | ◎ | △ | ◎ | ○ |
| バニラアイス | ○ | × | △ | △ | ○ | ○ |
| チョコアイス | ◎ | ○ | ○ | ○ | ○ | ○ |
| クッキークリームアイス | ◎ | ◎ | ○ | ○ | ○ | ◎ |
| ヨーグルト | △ | △ | △ | × | △ | △ |
| プチダノン | ○ | ○ | ○ | △ | ○ | ○ |
| 練乳 | ○ | △ | ◎ | ○ | ○ | ○ |
| ココア | ◎ | ◎ | ○ | ○ | ○ | ○ |
| リンゴジュース | ○ | △ | ◎ | × | ○ | ○ |
| カルピス | ○ | △ | ◎ | × | ○ | × |

◎飲める！お勧め　　○まあ飲める

| 麻黄湯㉗ | 越婢加朮湯㉘ | 麦門冬湯㉙ | 十全大補湯㊽ | 抑肝散(54) | 甘麦大棗湯(72) | 五虎湯(95) | 小建中湯(99) | 大建中湯(100) | 辛夷清肺湯(104) | 小柴胡湯加桔梗石膏(109) | 排膿散及湯(122) |
|---|---|---|---|---|---|---|---|---|---|---|---|
| ○ | ○ | ○ | ○ | ○ | ○ | ○ | ○ | ○ | △ | ○ | △ |
| ○ | ○ | ◎ | ○ | ○ | ○ | ○ | ○ | ○ | ○ | ○ | △ |
| ◎ | ◎ | ◎ | ○ | ◎ | ◎ | ◎ | ◎ | ◎ | △ | ◎ | △ |
| ◎ | ○ | ○ | ○ | △ | ○ | ○ | ○ | ◎ | ○ | ○ | × |
| ◎ | ○ | ◎ | ○ | ◎ | ○ | ○ | ◎ | ○ | ○ | ○ | × |
| ◎ | ◎ | ◎ | ◎ | ◎ | ◎ | ◎ | ◎ | ◎ | ○ | ◎ | ○ |
| ○ | ○ | ○ | ○ | △ | ○ | △ | ○ | ○ | × | △ | × |
| ○ | ○ | ◎ | ◎ | ○ | ◎ | ◎ | ◎ | ◎ | △ | ○ | △ |
| ○ | ○ | ◎ | ◎ | ○ | ○ | △ | ○ | ○ | △ | ○ | △ |
| ◎ | ◎ | ◎ | ◎ | ○ | ○ | ◎ | ○ | ◎ | ○ | ◎ | ○ |
| ◎ | ○ | ○ | △ | ○ | ◎ | △ | ○ | △ | ○ | ○ | × |
| △ | ○ | ○ | △ | △ | ○ | ○ | ○ | ○ | △ | ○ | × |

△飲める子もいるかも　　×無理

# 付録 小児科頻用漢方薬の味見表

| | 葛根湯 ❶ | 葛根湯加川芎辛夷 ❷ | 柴胡桂枝湯 ❿ | 半夏瀉心湯 ⓮ | 五苓散 ⓱ | 小青竜湯 ⓳ |
|---|---|---|---|---|---|---|
| リンゴジャム | ○ | △ | ○ | △ | ○ | ◎ |
| イチゴジャム | ○ | △ | ○ | △ | ○ | △ |
| カレー | △ | ○ | ○ | △ | ○ | △ |
| マヨネーズ | △ | ◎ | ◎ | × | ○ | ○ |
| 味噌汁 | ○ | × | △ | × | ○ | △ |
| たこ焼きソース | ◎ | ◎ | ◎ | △ | ○ | ○ |

◎飲める！お勧め　　○まあ飲める

| 麻黄湯 27 | 越婢加朮湯 28 | 麦門冬湯 29 | 十全大補湯 48 | 抑肝散 54 | 甘麦大棗湯 72 | 五虎湯 95 | 小建中湯 99 | 大建中湯 100 | 辛夷清肺湯 104 | 小柴胡湯加桔梗石膏 109 | 排膿散及湯 122 |
|---|---|---|---|---|---|---|---|---|---|---|---|
| ○ | ○ | ◎ | ○ | ○ | ○ | ◎ | ◎ | ◎ | ○ | ○ | △ |
| ○ | ○ | △ | ○ | ○ | ○ | △ | ○ | ○ | ○ | ○ | × |
| ◎ | ○ | ○ | ○ | ◎ | ○ | ○ | △ | ○ | ○ | ○ | × |
| ◎ | ○ | ○ | ○ | ◎ | ○ | ○ | ○ | ○ | ○ | ○ | △ |
| ○ | ○ | ◎ | ◎ | △ | ○ | △ | ◎ | ◎ | × | ○ | × |
| ○ | ○ | ◎ | ○ | ◎ | ○ | ○ | ◎ | ◎ | ○ | ○ | △ |

△飲める子もいるかも　　×無理

# 付録　食物アレルギー

　食品衛生法により表示義務あるいは推奨すべきアレルギー物質27品目が定められています．しかし，漢方薬には該当する生薬が配合されていても表示の義務はありません．漢方薬を服用してアレルギーを起こすことはまれですが，処方する医師は知っておいたほうがよいかと思います（表4）．

表4 アレルギーに注意が必要な漢方薬

| 食物 | 生薬 | 漢方薬 |
|---|---|---|
| 小麦 | 小麦（しょうばく） | 甘麦大棗湯㊷ |
| ごま | 胡麻（ごま） | 消風散㉒　紫雲膏㊿（塗り薬） |
| 米 | 膠飴（こうい） | 黄耆建中湯�98　小建中湯�99　大建中湯㊿ |
| うるち米 | 粳米（こうべい） | 麦門冬湯㉙　白虎加人参湯㉞ |
| もも | 桃仁（とうにん） | 桂枝茯苓丸㉕　潤腸湯�61　など |
| やまいも | 山薬（さんやく） | 六味丸�87　啓脾湯�128　八味地黄丸❼　など |
| さといも | 半夏（はんげ） | 柴胡桂枝湯❿　半夏瀉心湯⓮　など |
| ゼラチン | 阿膠（あきょう） | 温経湯�106　猪苓湯�40　など |
| シナモン | 桂皮（けいひ） | 葛根湯❶　桂枝湯㊺　小青竜湯⓳　麻黄湯㉗　小建中湯�99　など |
| カキ | 牡蛎（ぼれい） | 安中散❺　柴胡加竜骨牡蛎湯⓬　桂枝加竜骨牡蛎湯㉖　など |
| 乳 | 乳糖 | 賦形剤として，多くのエキス剤に含まれる |

緒方千秋：漢方薬の服薬指導（医療の現場から）．ファルマシア 44（2）：127-129, 2008　一部改変

# 漢方との出会い
## ――あとがきにかえて

　私が漢方薬と出会ったのは7年前です．それまで，漢方薬なんて効くはずもないし，お子さんが飲めるはずもないという偏見を持っていました．とにかく難しい漢字とわけのわからない用語だらけで，何だか怪しいし近寄りがたいものだったのです．

　ところが開業してから4年目に，ふとしたきっかけで小児漢方の講演会に参加することになり，そこで，カルチャーショックを受けました．講師の先生が難しい言葉を使わずにわかりやく説明して下さったので，これなら私でもすぐに使えそうと思いました．西洋薬にはない「温める」「潤す」お薬があるというのにもびっくりです．実際，診療していて西洋薬だけでは行き詰っている患者さんも多くいて，何とかしてあげたい，漢方薬なら何とかなるのではないかと考えました．

## まずは自分でトライ

　最初は，まず自分で飲んでみました．眠くなるので，抗ヒスタミン薬がいっさい飲めなかったのですが，小青竜湯⑲があまりにも即効性で，「ほんまに効くんや」と実感しました．次は家族に処方してみました．勤務医で激務の主人に補中益気湯㊶を，よく扁桃炎をおこす娘には小柴胡湯加桔梗石膏⓳です．とにかく，あちこちの講演会に出席して，色々な本を読みました．また，小児漢方懇話会や小児東洋医学会にも参加し，そこで多くの先生達と出会い，たくさんのことを教えて頂きました．

## はじめの1歩，とにかくやってみよう

最初は患者さんに処方するときは「漢方なんか出したら嫌がられへんやろうか？　変な先生と思われたりしないだろうか？」とびびっていて，なかなか処方できませんでした．

そんなとき，腹痛を訴える5歳の女の子に小建中湯（しょうけんちゅうとう）(99)を処方したところ，次に来院されたとき「シナモンのお薬くださーい．あれ美味しいわ．お腹も痛くない」漢方薬が効くと西洋薬が効いたときよりもとても嬉しく感じます．また，故広瀬滋之先生から「とにかく処方することが大事．先生が処方したらきっと効くよ」というお言葉を頂き，だんだんと処方件数が増えていきました．それから，苦くて飲みにくい漢方薬を何とかして飲んでもらいたいなあと思うようになりました．

そんなときに，日本外来小児科学会で，小児への漢方薬の飲ませ方のワークショップに参加し，森蘭子先生に小児への服薬指導の奥の深さや楽しさを教えてもらいました．実際自分でも飲んでみると，味がよくわかるのでお子さんに服薬指導するときに自信をもって説明できます．それから私も色々試したり，スタッフとも試行錯誤して，服薬指導を熱心にするようになりました．すると，お子さんの服薬率もあがり漢方ファンのママやお子さんが増えるようになり，ますます漢方薬が大好きになったのです．

# まずは西洋医学的診断を優先に

　お子さんを診察するときは，どんなときも西洋医学的な目でしっかり診断することが一番大切です．漢方薬一辺倒になってはいけません．ですから，私が漢方薬を処方するのは，①西洋薬に行き詰ったとき，②西洋薬に治療法がないときです．とても消極的にも見えますが，毎日の診療の中で，このようなケースはとても多く，漢方薬は西洋医学の補完的治療法として，非常に有効な手段だと実感しています．今となっては，20年間もよく西洋薬だけで診療してたなあと思います．

　東洋医学の基本理念に「心身一如」という言葉があります．心と身体はお互いに強く影響し合い，心が元気でないと，身体は元気になりません．西洋医学一辺倒の時は身体だけを見ていたように思います．漢方薬を知ってから，お子さんの心はもちろん全体像，何が好き？　どんな幼稚園に行ってるの？　習いごとは何をしているの？　パパとママはどんな人で，この子をどんな風に見ているの？　など，病気とは関係のないことまで気にするようになりました．漢方薬を知ってから，診療の幅が広がり，毎日の診察がとても楽しいです．漢方薬に出会えて本当に幸せです．最後に，本を書くというすばらしい機会を与えて下さった新見正則先生，林峰子様，中方欣美様に深謝いたします．

　　　2017年　　　　　　　　　　　　　　　　　坂﨑弘美

# INDEX

## あ

安中散⑤（あんちゅうさん）……125
温清飲(57)（うんせいいん）……85
越婢加朮湯㉘（えっぴかじゅつとう）……59, 85, 87, 93
黄耆建中湯(98)（おうぎけんちゅうとう）……73, 77, 79, 83
黄連解毒湯⑮（おうれんげどくとう）……85, 95
黄連湯(120)（おうれんとう）……71

## か

葛根湯①（かっこんとう）……51, 119
葛根湯加川芎辛夷②（かっこんとうかせんきゅうしんい）……57, 59, 91, 93, 115
甘麦大棗湯(72)（かんばくたいそうとう）……17, 18, 107, 111, 117
桔梗石膏（ききょうせっこう）……65
桔梗湯(138)（ききょうとう）……65, 71
荊芥連翹湯㊿（けいがいれんぎょうとう）……91
桂枝加芍薬大黄湯(134)（けいしかしゃくやくだいおうとう）……103
桂枝加朮附湯⑱（けいしかじゅつぶとう）……121
桂枝湯㊺（けいしとう）……51
桂枝茯苓丸㉕（けいしぶくりょうがん）……119, 125
桂枝茯苓丸加薏苡仁(125)（けいしぶくりょうがんかよくいにん）……125
桂麻各半湯（けいまかくはんとう）……51
五虎湯(95)（ごことう）……35, 53, 61, 81, 93, 115
呉茱萸湯㉛（ごしゅゆとう）……113
五苓散⑰（ごれいさん）……21, 22, 67, 89, 113, 127, 129, 131, 133, 137

## さ

柴陥湯(73)（さいかんとう）……63
柴胡加竜骨牡蛎湯⑫（さいこかりゅうこつぼれいとう）……109
柴胡桂枝湯⑩（さいこけいしとう）……16, 17, 18, 19, 53, 69, 73, 75, 109, 111, 113, 115, 117, 121, 123, 131, 133
柴朴湯(96)（さいぼくとう）……61, 79
柴苓湯(114)（さいれいとう）……27
三黄瀉心湯(113)（さんおうしゃしんとう）……95

紫雲膏 501（しうんこう）…… 87
四逆散 35（しぎゃくさん）…… 111
芍薬甘草湯 68（しゃくやくかんぞうとう）…… 99, 119, 125, 131
十全大補湯 48（じゅうぜんたいほとう）…… 73, 105
十味敗毒湯 6（じゅうみはいどくとう）…… 85
小建中湯 99（しょうけんちゅうとう）
…… 17, 18, 35, 37, 38, 73, 77, 79, 89, 99, 101, 111, 115, 117, 121, 123, 129, 133, 137
小柴胡湯 9（しょうさいことう）…… 27, 75, 103, 105
小柴胡湯加桔梗石膏 109（しょうさいことうかききょうせっこう）
…… 53, 65
小青竜湯 19（しょうせいりゅうとう）…… 21, 38, 57, 81, 93
消風散 22（しょうふうさん）…… 85
刺絡（しらく）…… 95
辛夷清肺湯 104（しんいせいはいとう）…… 36, 57, 91
神秘湯 85（しんぴとう）…… 79
真武湯 30（しんぶとう）…… 55, 97
清暑益気湯 136（せいしょえっきとう）…… 127
清肺湯 90（せいはいとう）…… 63

**た**

大黄甘草湯 84（だいおうかんぞうとう）…… 103
大建中湯 100（だいけんちゅうとう）…… 99, 101
竹茹温胆湯 91（ちくじょうんたんとう）…… 63, 69
治打撲一方 89（ぢだぼくいっぽう）…… 38, 119
中建中湯（ちゅうけんちゅうとう）…… 101
当帰四逆加呉茱萸生姜湯 38（とうきしぎゃくかごしゅゆしょうきょうとう）
…… 89
当帰芍薬散 23（とうきしゃくやくさん）…… 125

**な**

人参湯 32（にんじんとう）…… 97

**は**

排膿散及湯 122（はいのうさんきゅうとう）…… 87, 105
麦門冬湯 29（ばくもんどうとう）…… 35, 61
半夏瀉心湯 14（はんげしゃしんとう）…… 36, 71



88002-196 JCOPY

半夏白朮天麻湯 ㊲（はんげびゃくじゅつてんまとう）…………… 123
白虎加人参湯 ㉞（びゃっこかにんじんとう）…………… 115, 127
補中益気湯 ㊶（ほちゅうえっきとう）
………………………… 17, 19, 38, 55, 69, 73, 75, 123

## ま

麻黄湯 ㉗（まおうとう）…………… 37, 51, 59, 69, 131, 137
麻杏甘石湯 ㊺（まきょうかんせきとう）……………………… 81
麻杏薏甘湯 ㊻（まきょうよくかんとう）……………………… 89

## や

ヨクイニン（ヨクイニン）……………………………………… 89
抑肝散 ㊴（よくかんさん）… 17, 19, 83, 107, 109, 111, 115, 117
抑肝散加陳皮半夏 ㊃（よくかんさんかちんぴはんげ）……… 107, 111

## ら

苓姜朮甘湯 ⓲（りょうきょうじゅつかんとう）……………… 115
苓桂朮甘湯 ㊴（りょうけいじゅつかんとう）……………… 123

# 参考文献

坂﨑弘美

1) 秋葉哲生：活用自在の処方解説．ライフサイエンス，2010
2) 磯濱洋一郎：漢方薬の作用機序―五苓散の作用とアクアポリン．小児科診療 77：995-999，2014
3) 今中政支：スギ花粉症に対する漢方薬併用療法の臨床効果．日東医誌．vol. 60 No6 611-616，2009
4) 岩間正文：夜尿症．小児科診療 73：423-425，2010
5) 緒方千秋：漢方薬の服薬指導（医療の現場から）．ファルマシア 44（2）：127-129，2008
6) 川嶋浩一郎：発達障害児のこころを踏まえた症状の理解と薬物治療における漢方薬の位置付け．小児疾患の身近な漢方治療 13．p50-62，メジカルビュー社，2015
7) 黒木春郎：小児科漢方 16 の処方．中外医学社，2013
8) 佐守友仁：アレルギー体質．小児科診療 73：414-418，2010
9) 高山宏世：漢方常用処方解説．三考塾叢刊，2007
10) 武井克己：服薬の工夫．小児科診療 77：1005-1009，2014
11) 巽浩一郎：漢方治療のてびき．協和企画，2006
12) 寺澤捷年：症例から学ぶ和漢診療学．医学書院，1998
13) 新見正則：西洋医がすすめる漢方．新潮社，2010
14) 新見正則：フローチャート漢方薬治療．新興医学出版社，2011
15) 新見正則：3 秒でわかる漢方ルール．新興医学出版社，

2014

16) 日本小児東洋医学会：小児漢方治療の手引き．日本小児医事出版社，2014
17) 針ヶ谷哲也：小児服用量と服薬指導—問題のある，あるいは誤った使いかたと副作用．小児科診療 73：367-370, 2010
18) 広瀬滋之：ドクター広瀬の0歳児からの漢方相談室．光雲社，2000
19) 広瀬滋之：小児科疾患漢方治療マニュアル．現代出版プランニング，2006
20) 広瀬滋之：小児科領域と漢方医学．(TSUMURA Medical Today http://www.wound-treatment.jp/new-data/2012-0809-1.pdf より down load 可)
21) 森　蘭子：服用に関する工夫．小児外科 43, 828-831, 2011
22) 森　蘭子：五苓散．小児科診療 77：1077-1081, 2014
23) 八木　実：小児外科漢方の成果・方向．小児疾患の身近な漢方治療 11. p25-31, メジカルビュー社，2013
24) 山口英明：小児の漢方薬概説．外来小児科 15：305-312, 2012
25) 山口英明：小児科漢方基本処方．ライフサイエンス，2013
26) 吉田正巳：五苓散坐薬の効果．小児東洋医学会誌 19：13-17, 2003

新見正則 ……………………………………………………………

1) 青木　玲ほか訳：小児科へ行く前に―子どもの症状の見分け方．ジャパンマシニスト社，2000
2) 新見正則：西洋医がすすめる漢方．新潮社，2010
3) 新見正則：本当に明日から使える漢方薬．新興医学出版社，2010
4) 新見正則：簡単モダン・カンポウ．新興医学出版社，2011
5) 新見正則：鉄則モダン・カンポウ．新興医学出版社，2012
6) 松田邦夫・新見正則：西洋医を志す君たちに贈る漢方講義．新興医学出版社，2012．
7) 新見正則：症例モダン・カンポウ．新興医学出版社，2012
8) 新見正則：フローチャート漢方薬治療2．新興医学出版社，2014
9) 新見正則：患者さんのためのフローチャート漢方薬．新興医学出版社，2015
10) 新見正則：実践3秒ルール128漢方処方分析．新興医学出版社，2016
11) 新見正則：iPhoneアプリ「フローチャート漢方薬治療」

## 【著者略歴】

### 坂﨑　弘美　Hiromi Sakazaki

| | |
|---|---|
| 1988年 | 大阪市立大学医学部卒業 |
| | 同年　大阪市立大学医学部付属病院小児科学教室に入局 |
| 1991年 | 和泉市立病院小児科 |
| 1998年 | 大阪掖済会病院小児科 |
| 2004年 | さかざきこどもクリニック開院 |

**専　門**　小児科専門医

**趣　味**　ダンス歴18年．踊る小児科医です．

### 新見　正則　Masanori Niimi, MD, DPhil, FACS

| | |
|---|---|
| 1985年 | 慶應義塾大学医学部卒業 |
| 1993年～1998年 | 英国オックスフォード大学医学部博士課程留学 |
| | 移植免疫学で Doctor of Philosophy（DPhil）取得 |
| 1998年～ | 帝京大学医学部に勤務 |
| 2002年 | 帝京大学外科准教授 |
| 2013年 | イグノーベル医学賞 |

**専　門**
消化器外科，血管外科，移植免疫学，漢方指導医・専門医，労働衛生コンサルタント，日本体育協会認定スポーツドクター，セカンドオピニオンのパイオニアとしてテレビ出演多数．
漢方医学は松田邦夫先生（東大 S29年卒）に学ぶ．

**趣　味**　トライアスロン，愛犬ビションフリーゼ

| | |
|---|---|
| 第7刷 | 2023年7月19日 |
| 第1版発行 | 2017年2月16日 |

©2017

# フローチャートこども漢方薬
## びっくり・おいしい飲ませ方

（定価はカバーに表示してあります）

著者　　坂﨑弘美・新見正則

発行者　　林　　　峰　子

発行所　　株式会社 新興医学出版社
〒113-0033　東京都文京区本郷6丁目26番8号
電話　03(3816)2853　　FAX　03(3816)2895

検印省略

印刷　三報社印刷株式会社　　ISBN978-4-88002-196-6　　郵便振替　00120-8-191625

- 本書の複製権・翻訳権・上映権・譲渡権・公衆送信権（送信可能化権を含む）は株式会社新興医学出版社が保有します．
- 本書を無断で複製する行為（コピー，スキャン，デジタルデータ化など）は，著作権法上での限られた例外（「私的使用のための複製」など）を除き禁じられています．研究活動，診療を含み業務上使用する目的で上記の行為を行うことは大学，病院，企業などにおける内部的な利用であっても，私的使用には該当せず，違法です．また，私的使用のためであっても，代行業者等の第三者に依頼して上記の行為を行うことは違法となります．
- **JCOPY**〈出版者著作権管理機構　委託出版物〉
  本書の無断複製は著作権法上での例外を除き禁じられています．複製される場合は，そのつど事前に，出版者著作権管理機構（電話 03-5244-5088，FAX03-5244-5089, e-mail：info@jcopy.or.jp）の許諾を得てください．